Borreliose-Jahrbuch 2015

Ute Fischer
Bernhard Siegmund
mit weiteren Beiträgen von
N. W. Klehr, Wolfgang Maes,
Martin Freiherr von Rosen,
Lothar Kiehl, Albin Obiltschnig,
Annegret Balogh

Borreliose Wissen
aus den letzten zwölf Monaten
Ungefiltert Erschütternd Wissenswert

Ein Buch aus dem
Redaktionsbüro Fischer + Siegmund
In den Rödern 13
64354 Reinheim

Fotos: Ute Fischer (10, 32, 42, 70), N. W. Klehr (28, 29), Claudia Siegmund (136), Albin Obiltschnig (72), privat (85, 87, 23, 34), Novartis (126, 127)

Die Borreliose-Jahrbücher werden nach bestem Wissen und journalistischer Recherche sowie aus persönlicher Betroffenheit zusammengestellt.

Sie ersetzen keinen Arzt-Besuch.

Für Richtigkeit, Wirksamkeit, Dosierungen und Ähnliches wird keine Gewähr übernommen.

ISBN: 978-3-7357-7753-9

Jede Verwertung des Werkes außerhalb der Grenzen des Urheberrechtsgesetzes ist unzulässig und strafbar. Dies gilt insbesondere für Übersetzung, Nachdruck, Mikroverfilmung oder vergleichbare Verfahren sowie die Speicherung in Datenverarbeitungsanlagen.

© 2014 Ute Fischer + Bernhard Siegmund
Herstellung und Verlag Books on Demand, Norderstedt

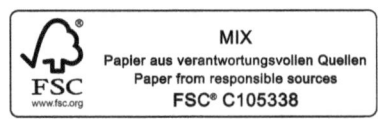

Inhaltsverzeichnis

Anleitung zum Führen eines Symptom-Tagebuchs 5
Beschiss 8
Angebliche Leukämie war Neuro-Borreliose 10
SpiroFind – Nebelkerzen und ein weiter Weg zur Routine-Diagnostik 30
Die übersehenen Krankheiten 31
Wenn Kinder plötzlich nicht mehr funktionieren 31
Chronische Borreliose und Traditionelle Chinesische Medizin 34
Antibiotika machen doch dick 42
Neue Strategien gegen chronische Schmerzen 43
Grundlagen der Borreliose Therapie 46
"Fiebertherapie" zu Hause 53
Ganzkörperhyperthermie bei Borreliose 62
Alzheimer durch Borreliose? 63
Unser Mikrobiom – Ein Ökosystem im Menschen 64
Für Forschung auf die Straße gehen 65
Ist das Chronische Borreliose? 67
Borreliose – Hauptursache bei Tendovaginitis und Karpaltunnel-Syndrom 69
Notizen von der ILADS-Konferenz Augsburg 2014. 79
Versicherungsrisiko Borreliose 80
Bestechung und Bestechlichkeit von Parlamentariern 81
Neues Medizin-Wahlfach „Was hab' ich?" 82
Die vier Stufen der Patientenkompetenz 82
Keine Hilfe für Barbara Pronk 84
7000 Euro für „vermeidbaren Diagnose-Irrtum" 84
Diagnose durch LTT – Tragödien aus Belgien 87
Patientenbericht Marshall Protocol 89

Inhaltsverzeichnis

Herxheimer-Reaktion (HR) bei Borreliose 90
Wie man Schlechtachter erkennt 111
ILADS-Leitlinien aktualisiert 113
Wichtig bei Begutachtungen 114
DPAs falsche Zecken in der Zeitung 115
Borreliose und tausend Träume 115
Zecken-Gelaber als Seiten-Füller 119
Der Spiegel – investigativ ist etwas anderes. 120
Gekaufte Journalisten 121
Schlimme Karrieren für Zecken 126
Bücher von den Autoren 130
Literatur vom Borreliose und FSME Bund 133
Zu guter Letzt… 135

Symptom-Tagebuch

Anleitung zum Führen eines Symptom-Tagebuchs

Seit Erscheinen des ersten Borreliose-Jahrbuchs 2006 fanden Sie stets ein als Symptom-Tagebuch vorbereitetes Kalendarium in diesem Buch. Das haben wir 2013 aufgegeben, um den Preis des Jahrbuchs erschwinglicher zu machen.

Sie können sich stattdessen eine einfache Kladde einrichten, ein Schulheft, ein Ringbuch oder ihre Eintragungen täglich mit dem Computer festhalten.

Wofür ein Symptom-Tagebuch?

Borreliose-Beschwerden ändern sich von Tag zu Tag. Entzündungen springen von Gelenk zu Gelenk, von einer Körperseite auf die andere. Sie verschwinden urplötzlich und blühen wo anders auf, wo sie nicht sofort als Borreliose-Symptom identifiziert werden. Erst in der Zusammenschau der Vielfalt von Beschwerden, ihre vermuteten Auslöser und vor allem, wenn ihnen eine gewisse Dynamik anzumerken ist, schafft ein Symptom-Tagebuch Beweise, wenn man mal wieder in die psychische Ecke gedrängt werden soll. Vom Arzt. Vom Lebenspartner. Von den Kollegen.

Ein Symptom-Tagebuch bringt Ordnung in die verwirrenden Eindrücke, die ein Borreliose-Patient erfährt. Damit lässt sich nachvollziehen, auf welches Medikament und wann eine Besserung eintritt oder das Gegenteil. Es hilft auch, sich zu erinnern, welche Aktivitäten Beschwerden verstärken oder abschwächen und wie lange man welches Medikament in welcher Dosis eingenommen hat. Und es zeigt eindrucksvoll, wenn ein neuer Schub stattgefunden hat und wie lang die beschwerdefreie Phase danach angehalten hat.

Wir raten Ihnen, sich auf Beschwerden zu konzentrieren, die nach Ihrem Anschein tatsächlich mit der Borreliose zusammenhängen können. Ein Muskelkater, weil man nach langer Zeit mal wieder beim Turnen war, muss daher auch mit der untrainierten Aktivität erfasst werden. Wichtig vor allem ist die Unterschei-

Symptom-Tagebuch

dung, wie sich so ein Muskelkater anfühlt und wie der, den uns die Borreliose oft über Tage und Wochen beschert. Vor allem lernen Sie, Ihre Beschwerden möglichst genau zu beschreiben, zu differenzieren. Es tut nicht einfach nur weh. Schmerzen sind stechend, brennend, kribbelnd, pochend, ziehend, fließend, wandernd, flächig, punktuell, sternförmig, ringförmig. Kopfschmerzen können sein kappenförmig, von einer Seite ausgehend, dröhnend, von Nacken aufsteigend, vom Ohr aufsteigend, klopfend oder von einem Gefühl, als sei der Kopf in Watte gepackt. Auch Lähmungen verändern sich. Taubheit auf der Haut wechselt sich ab mit Eiseskälte, brennenden Stellen und unbremsbarem Juckreiz.

Bei Wortfindungsstörungen schreiben Sie auf, welche Worte Sie verwechseln: zum Beispiel Zahl und Zeit, Teppich und Teddy, obsolet und obligat, Hose und Schuhe, einpacken und einplanen, Vorsitzender und Vorgesetzte, Konfirmation und Konstitution, Information und Infektion.

Wichtig bei diesen Beschreibungen sind auch die Ereignisse darum herum: Wenn Sie am Vorabend Alkohol getrunken haben, Ärger im Betrieb, Streit mit dem Partner hatten oder eine außergewöhnliche Mahlzeit wie zum Beispiel „Grünkohl mit Pinkel", „Schlachtplatte" oder ein exotisches Buffet mit ungewöhnlichen Gewürzen. Wenn Sie ungeübterweise einen langen Spaziergang gemacht haben, schwimmen waren, sie eine lange Autofahrt unternehmen mussten, mit dem Fahrrad in ein Unwetter gerieten. So mancher reagiert mit entsetzlichen und oft über Tage bleibenden Nackenschmerzen, weil er hochkonzentriert ein Kilogramm Zwiebeln geschnitten hat. Natürlich müssen auch besonders angenehme Aktivitäten festgehalten werden, um nachträglich zu sehen, wie gute Gefühle Beschwerden abschwächen und Schmerzen weniger intensiv erlebt werden als unter großer Traurigkeit.

Unser Immunsystem reagiert auf Gut und Böse. Was Gut und was Böse ist, entscheidet es allerdings selbst. Ist es gut drauf, kann uns das vorbei fliegende Schnupfenvirus nichts anhaben.

Symptom-Tagebuch

Erhielten wir gerade eine unangenehme Nachricht, sind wir empfänglich für Erreger. So immunstärkend Ausdauersport auch ist, kurz danach geht unser Immunsystem erst einmal in den Keller. Wer danach mit dem Bus nach Hause fährt, hat alle Scheunentore offen für Erreger seiner Umwelt.

Was gehört ins Symptom-Tagebuch?

Medikamente: Name, Art, Dosis

Körperliche Aktivitäten

Positive oder negative Reize/Erfahrungen

Termine wie Arzt, Krankengymnastik, Sportprogramm

Art der Beschwerden mit Erläuterung, ob sie neu sind oder schon länger vorhanden, ob sie sich verstärkt oder abgeschwächt haben oder verschwunden sind.

Gebräuchliche Abkürzungen, um mit kleinformatigen Kalendern klarzukommen:

Gebräuchliche Abkürzungen

KS	Kopfschmerzen
GS	Gelenkschmerzen (Nennung des Gelenks)
li	links
re	rechts
MS	Müdigkeit, Schlappheit
T	Taubheit (Lokalität)
L	Lähmung (Lokalität)
WF	Wortfindungsstörungen
VW	Verwirrtheit
SA	Schlechtes Allgemeingefühl
SP	Seh-Probleme
+	stärker
++	sehr stark
−	schwächer
=	gleich bleibend

Einleitung

Beschiss

Nicht nur Borreliose-Patienten, alle Patienten in Deutschland, in Europa, in den USA und in Kanada werden von Politikern hinters Licht geführt. Und viele Ärzte machen dabei mit. Allen voran die Leitlinien-Autoren, die sich an halbseidenen Studien aus dem letzten Jahrhundert klammern und die Augen vor der Wirklichkeit verschließen. Ziemlich sicher ist, dass es keine S3-Leitlinie für Lyme-Borreliose geben wird, zumindest nicht in absehbarer Zeit. Und das ist gut so. Nur so bleibt Freiraum für Ärzte, die über den Tellerrand hinausschauen und sich am Patienten orientieren statt an Dogmen aus amerikanischen Fachgesellschaften, die der Beeinflussung durch Versicherungen und Testherstellern längst überführt sind.

Den Skandal des Jahres 2014 stammte vom Robert Koch-Institut (RKI). In einem nicht für uns bestimmten Brief stand, dass die noch heute veröffentlichten Zahlen für Neuinfektionen auf der Hochrechnung einer Studie mit niedersächsischen Ärzten aus den Jahren 1987 und 1988 basiere. Begründung: Man ging von der Annahme aus, dass Borreliose in Deutschland „geographisch homogen" verbreitet sei. So entstand die magische Zahl von 40.000 bis 80.000 Neuinfektionen pro Jahr. Das RKI ist eine Abteilung des Bundesministeriums für Gesundheit.

Es kommt noch schlimmer: Die Nationale Forschungsplattform für Zoonosen, gefördert vom Bundesministerium für Bildung und Forschung, verharmloste auf seiner Webseite noch im Oktober 2014, dass sich in Deutschland jährlich 30.000 bis 60.000 infizieren würden. Die haben wohl den RKI-Hausmeister interviewt. Das Leibnitz-Institut für Länderkunde veröffentlicht in seiner Homepage eine Zahl der Kassenärztlichen Bundesvereinigung: 2011 seien 303.000 Behandlungsfälle abgerechnet worden; freilich nur von Kassenpatienten. Die Zahl der jährlichen Abrechnungsfälle hätte 2012 bereits bei einer Million gelegen.

Als der Borreliose und FSME Bund 2008 und 2009 das wahre Ausmaß als Hochrechnung plakativ darstellte, erscholl ein gro-

Einleitung

ßer Aufschrei der Krankenkassen. Plötzlich wollten sie, allen voran die Techniker Krankenkasse, keine Zahlen mehr herausgeben. Und das Bundesgesundheitsministerium, das den Druck eben dieses Plakats finanziell bezuschusst hatte, verlangte plötzlich unter Androhung von rechtlichen Schritten, dass man diese Plakate wieder einstampfe.

Kann es uns trösten, dass wir etwas informierter sind als Patienten in den USA, in Kanada und Australien? In der Kanadischen Provinz Ontario kämpfte Gabriel Magnotta, ein wohlhabender Mann, viele Jahre um sein Leben und verlor. Seine Witwe klagt die Politiker an, dass es in Kanada für einen Hund bessere Tests gebe als für Menschen. Angeblich lassen sich kanadische Patienten unter dem Namen ihres Hundes von Veterinären behandeln, weil sie öffentlich stigmatisiert werden. Auch in Deutschland gibt es wohlhabende Menschen mit Borreliose, auch etliche Politiker – und trotzdem sind sie nicht zu bewegen, sich öffentlich für Borreliosepatienten einzusetzen. Wen oder was befürchten sie?

Wir, die Herausgeber, sind nicht wohlhabend, um Stiftungen zu begründen, um Kampagnen zu fahren. Aber wir erheben unsere Stimmen mit Kraft und Ziel der öffentlichen Wahrnehmung. Und wir rufen alle auf, das Thema Borreliose nicht totzuschweigen und sich gegen falsche Berichterstattung mit Leserbriefen und Protestbriefen an Redaktionen und Politiker zu wenden. Besonders bei Neuwahlen für Bund und Landkreis. Da werben die Möchtegern-Abgeordneten um die Gunst der Wähler und versprechen, sich für ihr Wohl einsetzen zu wollen. Man sollte die schriftlichen Wahlversprechen gut aufheben und bei Gelegenheit die Einlösung einfordern.

Es darf so nicht weitergehen. Und dabei kann/muss jeder mithelfen.

„Auch wer nicht handelt, übernimmt Verantwortung"; Bundespräsident Joachim Gauck auf der 50. Münchner Sicherheitskonferenz am 31.01.2014

Diagnostik

Angebliche Leukämie war Neuro-Borreliose
Das Chamäleon unter den Infektionskrankheiten
Kritische Diskussion und Kasuistik

Aus dem Institut für Immunologie und Zellbiologie Dr. Klehr, München.

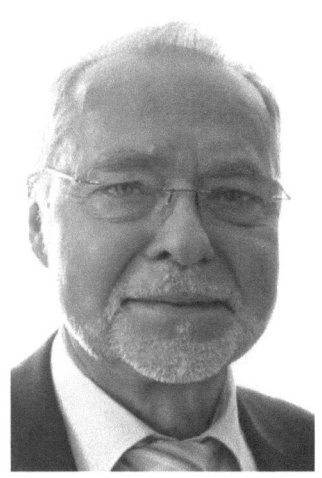

Referent: N.W. Klehr

Coautoren: Bauer, L.J.; B. Brüderl; H. Focke; J. Setter; S. Sowa

Zusammenfassung:

Die Besonderheit der Borrelien der Gruppe Burgdorferi (B) liegt vor allem in der Fähigkeit, deren passive und aktive Protektion (ihr starkes Bestreben) zur Persistenz im menschlichen Organismus aufrecht zu erhalten und damit deren Fähigkeit, sich in nahezu alle menschlichen Organe, Gewebe und Körperhöhlen, also gezielte Nischen einzunisten. Diese Befähigung wird morphologisch und immunologisch präsentiert, woraus sich klinisch die Vielfältigkeit der Symptome und der sie begleitenden „Nischenbeschwerden" konsequent ableiten lassen. Eine morphologische Vergleichsziehung dieser Pluripotenz-Protektion (zu vielem in der Lage) mit den Tumorstammzellen wird erörtert, deren klinisches Korrelat an zwei Kasuistiken (Fallbeispiele) beschrieben und die Diskussion zur Erstellung der Leitlinien zur Antibiotika-Therapie an diesen anschaulichen Fallbeispielen begründet.

Allgemeines

Borrelien – so auch die der Gruppe B – gehören zur Familie der Spirochäten. Wir unterscheiden die apathogenen (nicht krankheitserregend) Spirochäten, wie sie beispielsweise in der Mundflora, besonders in den Zahntaschen nachweisbar sind, von den

Diagnostik

pathogenen (krankmachenden) Spirochäten. Unter den human pathogenen Spirochäten ist Treponema Pallida der wohl bekannteste Erreger. Das ist der Erreger der Lues, auch Syphilis genannt. Ursprünglich war es diese Erkrankung, die als das Chamäleon unter den Infektionskrankheiten bezeichnet wurde, weil sich auch Treponema Pallida ebenso wie die Borrelien der Gruppe B in einer Vielzahl von Organen und Geweben – so auch im neuronalen System – manifestieren und ebenfalls die unterschiedlichsten Erkrankungssymptome auslösen beziehungsweise Erkrankungen imitieren.

Genau diese Fähigkeit ist auch den Borrelien der Gruppe B zu Eigen, so dass sie unterschiedlichste Erkrankungs-Symptome auslösen können. Dem zu Folge sind sie in der Lage, eine Vielzahl von Symptomen-Bildern vorzutäuschen, die allgemein völlig anderen Erkrankungen zugeschrieben und diesen zum Verwechseln ähnlich sind. Somit werden Erkrankungen völlig anderer Ursachen imitiert und in Folge dessen anders als erforderlich behandelt.

PASSIVE zelluläre Protektion zur Persistenz der Borrelia B.

(Klinische Lokalisation der Borrelien B. zur Protektion, um der Immun- Surveillance zu entgehen.)

Lokalisation in Makrophagen (1)
Ab zweitem Monat in
Myokardzellen,
Monozyten
In Kollagenfibrillen (2)
In Synovialflüssigkeit, Synovialmembranen, Synovial Stroma, Monozyten und Fibroblasten (3)
In den Endothelien (4)
In Sehnen und Bändern (5)
In Hautfibroblasten (6)

Im Liquor bis 68 Monate und länger (7)

Lokalisation in Plasmiden (8)
Lokalisation in der Iris (9)
Lokalisation in den Erythrozyten (10)

Tabelle 1

Diagnostik

Während seit Mitte des letzten Jahrhunderts die Syphilis-Erkrankung mit der Einführung des Penicillin unter der leitliniengerechten Therapie ihren Schrecken nahezu vollständig verlor, zeichnet sich geradezu ein gegensätzlicher Trend bei den Borreliose-Erkrankungen ab.

Auf der Suche nach dem Grund für diese Pluripotenz findet sich in der internationalen Literatur eine Vielzahl von Erkenntnissen, insbesondere aus den 90er Jahren des letzten Jahrhunderts. So konnte nachgewiesen werden, dass Borrelien sowohl zur passiven (Tabelle 1), als auch zur aktiven (Tabelle 2) Protektion zum Ziele der Persistenz im menschlichen Körper befähigt sind. Die passive Protektion erreichen Borrelien, indem sie nicht nur durch Zecken oder deren Vorläufer-Stadien, sondern auch durch Mückenstiche – einmal in den menschlichen Organismus gelangt – alsbald über das bekannte Bild des Erythema migrans die gegen sie anflutenden Fress-/Abwehrzellen (die Makrophagen) zur

AKTIVE zelluläre Protektion zur Persistenz der Borrelia B.
„Expression verschiedener blockierender Antigene, z.B. OspC-Expression - Verschiedene Zellmembran ständige Protektions-Moleküle" Goldhagen et al. 2001
Schutz durch zystische Formen und Glykoprotein-S-Membranen an der Zelloberfläche Borson & Borson 1998
Osp A und Osp B – Liquorproteine der äußeren Zellmembran-Oberfläche sowie Immuninduktion zur IL-6 und TNF-alpha Expression der immunkompetenten Zellen Ma et al. 1991
Befall der Erythrozyten (und damit völlige Unzugänglichkeit für Antibiotika) Mattmann, L.H. 1993
Bildung der Oberflächenproteine VIse sowie vmp (variables major Protein) 28 kb (ausgedehntes lineares Plasmid) und vmp ähnliche Sequenzstellen. Vmp und vlp in Kombination befähigt Borrelia B zur Hervorbringung von Millionen von Antigen-Varianten Zhang et al. 1997

Tabelle 2

Abwehr aktivieren und diese besetzen. Ähnlich den Gonokokken (Bakterien der Gonorrhö) zerstören sie nicht alle Makro-

Diagnostik

phagen, sondern benutzen diese auch als Vehikel, um schon ab dem zweiten Monat in die Myokardzellen (Herzmuskel), Monozyten und in die Kollagenfibrillen (Bindegewebe) zu gelangen. So erreichen sie auch die Synovialflüssigkeit, die Synovialmembranen, und auch die Fibringerinnsel, die sich in der Gelenkflüssigkeit bilden. Sie gelangen in das Synovial Stroma und in die Fibroblasten, das heißt in die Bindegewebszellen. Sie gelangen auch in die Endothelien, in Sehnen und Bänder, schließlich sogar in das Hautbindegewebe. Im Liquor des Gehirns oder des Rückenmarkes werden sie bis 68 Monate und länger nach Erstinfektion nachgewiesen. Deren Lokalisation in den Plasmiden (DNA-Moleküle) wurde ebenso beschrieben, wie auch in der Iris des Auges sowie auch in den roten Blutkörperchen, den Erythrozyten, wie wir dies von der Malaria kennen.

Seit diesen Untersuchungsergebnissen der 90er Jahre wissen wir auch, dass Erkrankungen des Knochenmarkes, des Herzens, des Herz-Reiz-Leistungs-Systems, des Bindegewebes und der Gelenke auf Borrelien-Infektionen zurückzuführen sind. Aber auch Schäden der Gefäße, der Sehnen und Bänder, diverse Hauterscheinungen, Beschwerden des Auges, Bluterkrankungen und insbesondere die Neuro-Borreliose sind allein auf das Aufsuchen dieser Schutzräume in den Körperhöhlen (sogenannte Nischen) durch Borrelien B zurückzuführen. Dazu gehört auch naturgemäß der Befall des lymphatischen Systems, insbesondere der Lymphknotenbefall sowie die schweren Nervendegenerationen und die Herz-Rhythmusstörungen.

Vor diesem Hintergrund stellt sich die Frage, auf welche Weise Borrelia B dazu befähigt sind, sich – geradezu durch Tarnkappen geschützt – in den verschiedenen Organen, Geweben und Nischen einzunisten, um sich dort entweder abzukapseln, oder weiter zu entfalten?

Der Grund: Goldhagen und Mitarbeiter beschrieben erstmals, dass Borrelien ständig sogenannte Protektionsmoleküle auf deren äußerer Hülle der Zellmembran produzieren, indem sie sogenannte blockierende Antigene, wie zum Beispiel das OSP-C

Diagnostik

(outer surface protein) exprimieren, also auf ihrer äußeren Zellmembran Proteine bilden, welche das Immunsystem dazu überlisten, die Borrelien nicht als „Feind" zu erkennen. Mittlerweile sind auch weitere Oberflächenproteine nachgewiesen worden, welche diesen Schutzmechanismus noch unterstützen (Bild 1, Cytoplasma).

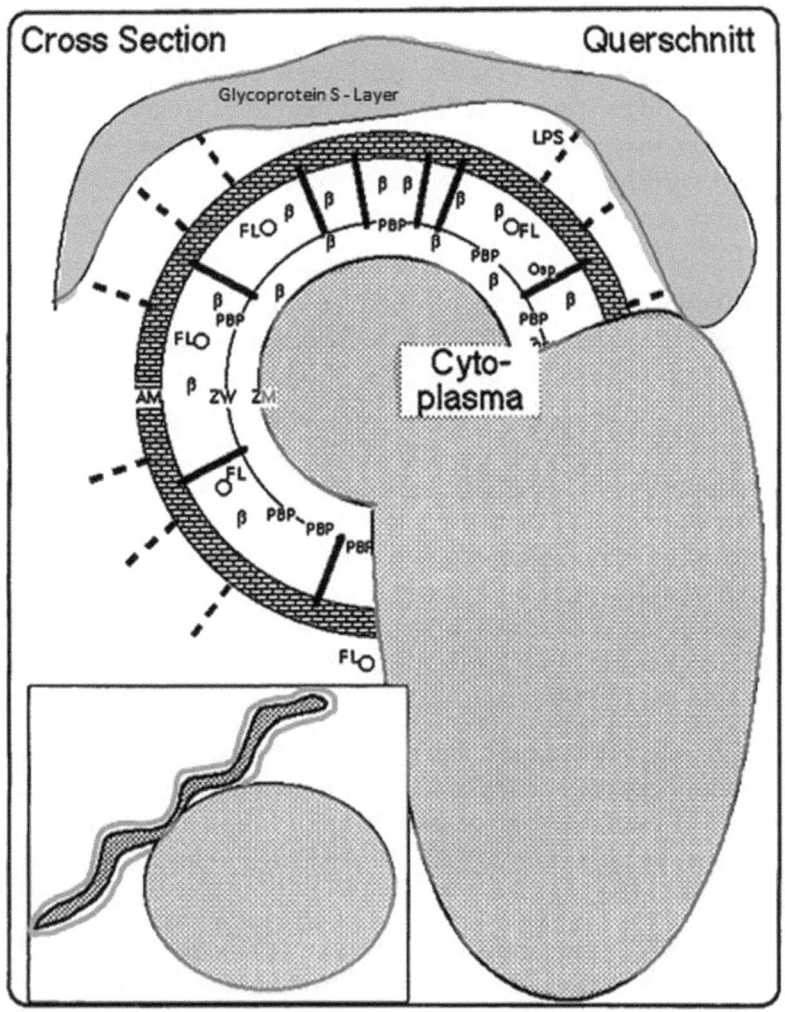

Bild 1

Diagnostik

Schon 1998 beschrieben Borson & Borson, dass weitere Schutzmechanismen in Form von Glykoprotein-S-Membranen an der Borrelien-Oberfläche wirken, welche Borrelien zur Tarnung vor der immunologischen Erkennung schützen. Ma und Mitarbeiter haben bereits 1991 weitere solche Strukturen beschrieben, die später dann als OSP-A und B identifiziert wurden. Sie bezeichneten diese Substanzen als Liquor-Proteine der äußeren Zell-Membran-Oberfläche der Borrelien. Diese veranlassen die immunkompetenten Abwehrzellen des menschlichen Organismus, die Zytokine Interleukin 6 und TNF auszuschütten (siehe hierzu später: Zytokinausschüttung Kasuistik 1).

Damit wurde letztendlich auch erklärt, weshalb es den Borrelien gelingt, auch die Erythrozyten, also die roten Blutkörperchen, zu besetzen, wie es Mattmann bereits 1993 beschrieb, was aber zum damaligen Zeitpunkt noch nicht ausreichend wissenschaftlich nachvollziehbar war und deshalb nicht verstanden wurde.

Hält man sich vor Augen, dass es sich bei den Erythrozyten um kernlose Partikel handelt (im Gegensatz zu den kernhaltigen weißen Blutzellen), so wird verständlich, dass die Borrelien durch die sie beherbergenden Erythrozyten monatelang unzugänglich für jedwede Antibiotika-Therapie im Körper zirkulieren und erst nach zwei bis drei Monaten – bedingt durch das Lebensende des Erythrozyten – wieder freigegeben werden. Kommt es darüber hinaus zu Einblutungen in das Gewebe oder in Gelenke, so manifestieren sie sich eben genau dort, wo sie durch die absterbenden Erythrozyten freigegeben werden. Dies erklärt anschaulich auch die lang dauernde passive Protektion zur Persistenz der Borrelia B.

Wenig beachtet – aber von ganz entscheidender Bedeutung zur Erklärung der Verbreitung der Borrelien im menschlichen Organismus – sind die grundlegenden Untersuchungen von Zhang und Mitarbeiter aus dem Jahre 1997. Sie wiesen noch weitere Oberflächenproteine (Vlse) nach, sowie das variable major Proteine (Vmp) mit 28 kB Größe, also ein ausgedehntes lineares Plasmide und weitere Vmp-ähnliche Sequenzstellen (Tabelle 2).

Diagnostik

Was man so geheimnisvoll und als eher trockene Wissenschafts-Interna zunächst überliest und in Folge dessen wenig ins Auge fällt, ist aber von größter Bedeutung zum Verständnis der Variabilität der Borrelia B. Die Kombination von Vmp und Vlp (very large Proteins) befähigt die Borrelien B dazu, Millionen von Antigen-Varianten hervorzubringen, welche geradezu blitzschnell die Borrelien in die Lage versetzen, gegenüber den immunkompetenten Zellen des Abwehrsystems einmal erkannt, wieder erneut unkenntlich zu werden. Dann ist es von nur untergeordneter Bedeutung, dass zwar einige von ihnen erkannt und vom menschlichen Abwehrsystem zerstört werden können; die Vielzahl dieser Antigen-Varianten aber bleibt unerkannt. Deshalb können Borrelien B in verschiedenen menschlichen Organen und Geweben nach anfänglicher Immunabwehr alsbald weiter persistieren.

Damit wird verständlich, dass Borrelien der Gruppe B geradezu bewundernswerte Verwandlungskünstler sind. Sie haben die Fähigkeit, sich vor jeder immunologischen Erkennung und damit Zerstörung durch das menschliche Immunsystem zu schützen.

Wer nun glaubt, dass dies etwas Einmaliges ist, welches nur Borrelien vor der Erkennung durch das Immunsystem schützt, der irrt. Die Natur kennt keinen „Luxusbetrieb", in dem jedes Phänomen seine eigenen Strukturen und Mechanismen bildet. Vielmehr wird mit dem geringsten Aufwand „Optimales" geleistet im Sinne einer ökonomischen Ausleihe von Prinzipien in der Evolution.

Die gleichen Schutzmechanismen entwickeln nämlich auch die Tumorstammzellen, also diejenigen Tumorzellen, welche in der Lage sind, auch zu metastasieren. Sie gelangen zunächst in die Blutbahn, um sich sodann hierüber im Knochenmark festzusetzen. Dort imitieren sie die Stammzellen des blutbildenden Organs, um so schließlich über die Blutbahn auch in andere Organe und Gewebe zur Bildung von Tochtergeschwülsten (Metastasen) zu gelangen. Es sind geradezu, auch bei Tumorstammzellen, die gleichen Strukturen, welche blitzschnell zur Verände-

Diagnostik

rung der äußeren Zellmembran führen (OSP), um sich nicht nur an neue Strukturen zum Zwecke der Ansiedlung anzupassen, sondern auch der Abwehr des Immunsystems zu entgehen. Damit verbunden ist aber auch eine Vielfalt von Symptomen, welche in Folge der Betroffenheit der verschiedenen Organe und Gewebe auftreten und insoweit von der Grunderkrankung, der Borreliose, ablenken.

Diese vielzähligen Erkrankungs-Symptome verdeutlichen, mit welcher Vielfalt von der eigentlichen Erkrankungsursache, der Borreliose, das ärztliche Bestreben zur Diagnosestellung und zur Therapie abgelenkt werden kann. Am Beispiel eines eindrucksvollen Krankheitsverlaufes soll diese Vielfalt, aber auch das sich hieraus ergebende Erfordernis der wirklich zutreffenden Diagnostik und der therapeutischen Konsequenzen erläutert werden.

Kasuistik 1

Die kleine Patientin erkrankte im Alter von viereinhalb Jahren im Anschluss an einen Ferienaufenthalt in einem Borrelien-Endemiegebiet an einer schweren Neuro-Borreliose mit Tetraplegie (eine Form der Querschnittlähmung, bei der alle vier Gliedmaßen beteiligt sind), Atemlähmung und Herzrhythmusstörungen.

Es erfolgt die „leitliniengerechte" Antibiotika-Therapie, welche trotz Persistenz der Symptome unter Hinweis auf die zeitliche Vorgabe der Leitlinie (und in Folge dessen hier viel zu frühzeitig) beendet wird. Ein Jahr später nehmen die Persistenz der neurologischen Erscheinungen und das Schwächegefühl deutlich zu; es entwickelt sich Infektanfälligkeit in Form rezidivierender Infektionen der oberen Luftwege. Jetzt auftretende Pneumonien (Lungenentzündung) und Harnwegsinfektionen werden den Symptomen angepasst wiederum fachgerecht behandelt. Dennoch nimmt das Schwächegefühl weiter zu, es kommt jetzt auch zur Verschlechterung des Blutbildes. Vorstellung im Zentrum für Kinder-Onkologie der Universität am Wohnort. In der Gesamtschau wird als Ursache eine Leukämie vermutet. Deshalb erfolgt die Knochenmarksbiopsie.

Diagnostik

Ergebnis:

Akute lymphoblastische Leukämie L 2/L 1: immunologische Variante B-II Common: Standardrisiko-Gruppe. Die Auswertung erfolgt aus mehreren Knochenmarksbiopsien aus verschiedenen Knochenarealen und zeigt deutliche zytogenetische (Teilbereich der Genetik) Aberrationen (Abweichungen) sowie transformierte Blastenzellen (siehe Tabelle 4).

Knochenmark-Biopsie Patientin Sc.So.

Auswertung durch das staatliche Gesundheitsamt der Regierung
▬▬▬▬▬▬▬▬

Städtisches Kinderkrankenhaus I
Datum: 22.04.2010
(staatliche geprüfte Übersetzung aus dem Russischen):

Akute lymphoblastische Leukämie L2/L1:
Immunologische Variante B-II Common: Standardrisikogruppe

(Auswertung mehrerer Knochenmarksbiopsien aus verschiedenen Knochenarealen)
Morphologisch und zytochemisch FAB: ALL, L2/L1
Zytogenetik: 45,XX-9, der(12) t, (9; 12) (q22 p12) [6]/46,XX [14]
Transformierte Blasten-Zellen

Therapievorschlag: HDCT (Hochdosis Chemotherapie inkl. autogene Knochenmark-Transplantation)

Verweigerung der Eltern unter dem Hinweis auf die nicht ausgeheilte Neuro-Borreliose. Hinweis auf mehrere Todesfälle nach HDCT bei Kindern mit gleicher Anamnese und gleichem Symptomenbild.
Deshalb:
Therapieantritt in München.

Tabelle 4

Therapievorschlag:

Hochdosis Chemotherapie inklusive autogener.

Bemerkung: Die Knochenmarktransplantation wird deshalb erforderlich, weil mittels der Hochdosis-Chemotherapie das gesamte Immunsystem der so behandelten Patienten zunächst zerstört wird. Die Patienten werden deshalb post-therapeutisch in Quarantäne im Hochsteriltrakt (da ohne eigenes Immunsystem) gehalten. Anschließend erfolgt noch im Hochsteriltrakt die Ein-

Diagnostik

spritzung des Knochenmarktransplantates. Die Verweildauer hängt von der Etablierung des transplantierten Knochenmarks im gesamten Körper ab. Auch davon, ob sich möglicherweise Reste des eigenen verbliebenen Knochenmarks gegen das implantierte Knochenmark wehren (sog. GvH-Reaktion). Eine solche Therapie verweigern die Eltern. Die Begründung: Bei anderen Kindern mit der gleichen Erkrankungsgeschichte und bei denen diesem Therapievorschlag gefolgt wurde, waren überzufällig häufige Todesfälle aufgetreten. Auf Grund dieser dramatischen Umstände hatten sich die jungen Eltern im Internet vielfach belesen und waren selbst auf die Vermutung gestoßen, dass das gesamte Symptomenbild einer Sonderform der Neuro-Borreliose zuzuschreiben sei, inklusive der Knochenmarkveränderungen, welche nur scheinbar unter dem klinischen Bild der Leukämie auftreten. Sie widersetzen sich der vorgeschriebenen Therapie und reisen nach Deutschland, um die kleine Patientin hier fach- und ursachengerecht behandeln zu lassen.

Hier erhobene Befunde:

Neben den Routine-labordiagnostischen Maßnahmen finden sich folgende Auffälligkeiten: Borrelien IgM Antikörper schwach positiv, IgG Antikörper negativ, deutliche Anämie. Direkter Coombstest: Erythrozyten-Antikörper C3d: positiv, Candida-Albicans Rachenabstrich: massives Wachstum. Exzessive Erhöhung der Thymidinkinase auf 272 U/l (Normwert 2 – 75). Erhöhung der neuronenspezifischen Endolase (NSE): 23,27 yg/l (Normwert bis 16,3), ß2 Mikroglobulin-Erhöhung. C-reaktives Protein (CRP): unter der Nachweisgrenze trotz bakterieller Infektion (im Sinne eines Immundefizites). Gleichzeitig bestehende rezidivierende Herpesinfektion, sowohl im Gesicht, als auch am Körper. Es besteht eine deutliche Pneumonie (Lungenentzündung).

Folgende konventionelle Therapiemaßnahmen werden eingesetzt: Wechselnde Antibiotika, so dass die Liquor-, Gewebe- und Zellgängigkeit gesichert ist, um die Borrelien in allen Orga-

Diagnostik

nen, Geweben und Nischen sowohl extra- als auch intrazellulär zu erreichen. Erythropoetin für die Erythropoese, niedrig dosiertes Dexamethason zur Blockade der Erythrozyten-Antikörper, Amphotericin B oral für die Candida-Infektion, Vitamin D-Substitution bei hochgradigem Vitamin D-Mangel, Aciclovir gegen die Begleit-Virusinfekte sowie autogene targeted Zytokine zum Ziele der Aktivierung der verbliebenen von der „Leukämie" nicht betroffenen immunkompetenten Zellen gegen die nachgewiesene (IgM-Ak positiv!) Borreliose-Erkrankung.

Erläuterungen zum Therapieverfahren der autogenen targeted Zytokine:
Entnahme von heparinisiertem Vollblut zur Ungerinnbarmachung. Abtrennung der kernhaltigen Zellen (das sind alle weißen Blutkörperchen) sowie der darunter befindlichen ATP-(Energie) haltigen Blutplättchen.

Circa 30 Prozent der kernhaltigen Zellen werden mechanisch so behandelt, dass deren OSP abgetrennt werden. Inkubation der nicht behandelten zusammen mit den so behandelten weißen Blutzellen, zirkulierenden Tumorzellen und deren abgetrennten OSP für ca. 48 Stunden (siehe Tabelle 2).

Liebe Leser,

dieser wie andere Buchbeiträge beinhalten zum Teil medizinische Aussagen und ärztliches Basiswissen, die zu komplex sind, um sie für den wenig erfahrenen Laien verständlich zu erklären. Wir bitten um Verständnis, dass es hier und da bedeutsamer ist, dass die uns behandelnden Ärzte die Brisanz verstehen und in ihre Überlegungen einbeziehen.

.

Diagnostik

Autogenic Targeted Zytokin Expression
Patientin Sc, So.
Prüf-Protokoll ELISA Technik

	Vor Therapiebeginn		
	Ausgangswert Plasma in pg/ml	Expression in pg/ml nach 48h Inkubation	Steigerungsfaktor
TNFa	98,21	491,43	5,00
sIL-2r	1656,30	2720,85	1,64
IL6	2232,40	16052,30	7,19
	Nach 1. Therapieserie		
	Ausgangswert Plasma in pg/ml	Expression in pg/ml nach 48h Inkubation	Steigerungsfaktor
TNFa	93,91	511,45	5,45
sIL-2r	5836,60	3893,67	0,67
IL6	1109,2	7920,00	7,14

Tabelle 6

Messung der Zytokine IL-6, SIL-2 R und TNF-Alpha aus dem unbehandelten Blut und zum Ziele der Vergleichsziehung mit der Produktion der Zytokine während der Laborinkubationsphase. Eine prätherapeutische Wirksamkeit ist anzunehmen, wenn bei mindestens zwei der drei gemessenen Zytokine eine Vermehrung der Zytokine während des Inkubationsvorganges um mehr als 200 Prozent erfolgt. Dieses Verfahren wenden wir sowohl bei Tumorpatienten an, als auch bei Patienten mit chronischer Borreliose. Hinweis: Bereits Ma und Mitarbeiter haben im Jahr 1993 auf dieses Phänomen der Zytokin-Stimulation durch OSP hingewiesen.

Wie sich der Tabelle 6 entnehmen lässt, war die Vergleichsziehung der Prä- und Post-Inkubationswerte bei zwei Zytokinen auf deutlich über den Faktor 2 angestiegen. Bei SIL-2 R fand sich nur eine geringe Stimulationsfähigkeit unter 200 Prozent.

Nach der ersten Therapieserie erfolgte zum Ziele der zweiten Therapieserie die gleiche Präparation und Messtechnik. Hier zeigte sich nun, dass bei TNF-Alpha ein vergleichbarer Wert wie prätherapeutisch gemessen werden konnte, hier also keine Ver-

Diagnostik

änderung. Bei Interleukin 6 konnten nur mehr 50 Prozent des Ausgangswertes gemessen werden, bei allerdings gleichbleibender Steigerungsaktivität durch den Inkubationsvorgang. Entscheidend ist der Laborwert von SIL-2 R. Im Gegensatz zu dem Ausgangswert prätherapeutisch war dieses Zytokin unter der Therapie auf mehr als das Dreifache des Ausgangswertes angestiegen. Eine Stimulation im Rahmen der Inkubationsphase erfolgte sodann nicht, sondern nur mehr eine Reduktion, so dass das SIL-2 R als Motor für die Aktivität der Antigen-Erkennung in vollem Umfang als ausreichend ausgeschöpft bestätigt werden konnte. Damit war auch seitens der Zytokin-Messwerte eine volle Wirksamkeit der Therapie zu bestätigen. Siehe dazu Tabelle 6.

Bemerkenswertes Intermezzo:

Aufgrund einer anonymen Anzeige beantragt die regionale Gesundheitsbehörde die Entziehung des Sorgerechtes der Eltern und die Zwangseinweisung in die Klinik zur Durchführung der Hochdosis-Chemotherapie mit Knochenmarktransplantation (HDCT) für den voraussichtlichen Zeitraum von drei Monaten unter Zwangsvormundschaft. Es war hierzu „wie üblicherweise vorgesehen", dass die hierfür anfallenden Kosten in Höhe von € 250.000 von der AOK, „der Gesundheitskasse", übernommen werden. Hierzu verhilft „üblicherweise" folgende Maßnahme: Für diesen Zeitraum werden die nicht in Deutschland ansässigen Eltern vorübergehend offiziell zu Hartz IV Empfängern deklariert, so dass die AOK für die Kosten in Höhe von € 250.000 aufzukommen hat.

Nur der Einsicht der zuständigen Familienrichterin war die Aussetzung des Verfahrens zu verdanken, unter der Auflage, dass innerhalb eines Behandlungszeitraumes von nur sechs Wochen eine deutliche Besserung der „akuten lymphatischen Leukämie" nachzuweisen sei, anderenfalls der Beschluss wirksam ist.

Unter der oben beschriebenen Behandlung bessert sich der Zustand des Kindes deutlich, die Symptome reduzierten sich, um alsbald – abgesehen von einer leichten Müdigkeit im Vergleich zum Status vor der Erkrankung – vollständig abzuklingen.

Diagnostik

Zum vorgeschriebenen Zeitraum nach Ablauf der Sechs-Wochenfrist mussten die Eltern die kleine Patientin in der Klinik abliefern. Dort wurde erneut die Knochenmarkbiopsie durchgeführt.

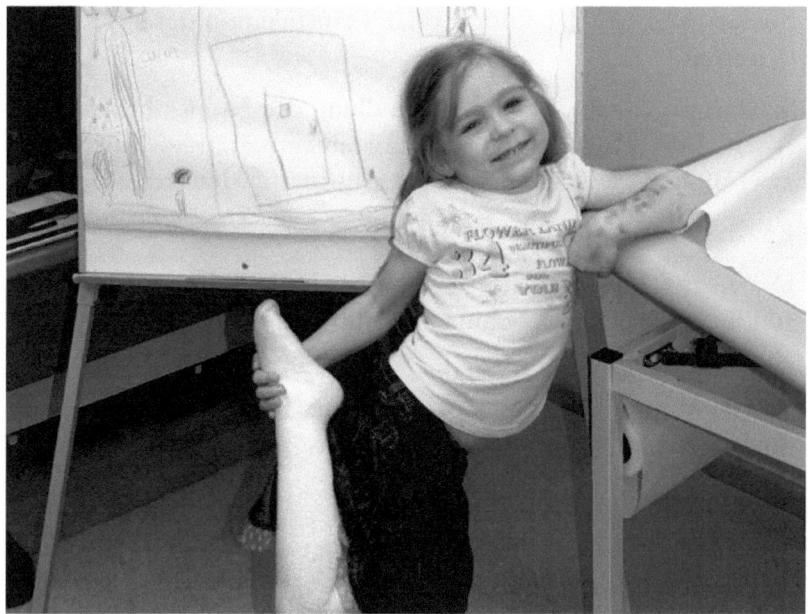

Bild 3

Ergebnis:

„Knochenbröckel" vorhanden mit allen Zellreihen, gute Myelopoese (Blutbildung im Knochenbereich) normal, kaum Erythropoese, vereinzelte Lymphoblasten.

Megakaryozyten (Blut bildender Zellen) vorhanden.

Remissions-Knochenmarkausstrich:

In Kenntnis des Knochenmarkes von vor sechs Wochen (vorgelegt und von mir gesehen am 11.06.2010) jetzt Remission (Nachlassen von Krankheitssymptomen), Kontrolluntersuchung des Institutes für Zell- und Molekularpathologie der auswärtigen medizinischen Hochschule (Referenzlabor).

Diagnostik

Gutachterliche Stellungnahme:

Zusammenfassend kein Nachweis klonaler Aberrationen (Chromosomen-Befund bei Leukämie), insbesondere kein Nachweis einer für eine ALL-charakteristischen PCR-ABL-Fusion, TEL-AML1-Fusion oder Translokation der MLL-Logos betreffend.

So durften wir die weitere Behandlung des Kindes bis zur klinischen Vervollständigung des Allgemeinzustandes für weitere zwei Wochen vollenden. Sodann Antritt zur Heimreise (Bild 3).

Fazit:

Die kleine Patientin erfreut sich auch noch heute bester Gesundheit, besucht die Schule und führt ein normales Leben.

Der Solidargemeinschaft der Sozialversicherten wurden eine Viertel Million Euro an Kosten für die fehlgerichtete konventionelle Therapie (mit zweifelhaftem Ausgang) erspart.

Diskussion:

Mit dieser Falldemonstration soll unter Beweis gestellt werden, zu welcher klinischen Variationsbreite die Borrelien-Erkrankungen fähig sind. In Folge dessen wäre eine Vereinheitlichung zur Diagnosestellung von großem Nutzen. Hierbei sollte unterschieden werden zwischen den Begriffen „Leitlinie" und „Leitfaden". Während bereits dem Begriff „Leitlinie" eine oft missverstandene Vorschrift zugeordnet wird (die es aber nicht ist) mildert der Begriff „Leitfaden" den Vorschriftscharakter ab und entspricht einer Empfehlung. Auf Grund der heute noch bestehenden Widersprüche und Unterschiedlichkeiten allein in der Bundesrepublik Deutschland, aber auch in Europa und den USA, wäre eine gewisse Vereinheitlichung der Grundsätzlichkeiten zur Bewertung der Borreliose-Erkrankungen zumindest in Europa wünschenswert.

Dem steht bisher Folgendes entgegen:

Allein schon in Deutschland bestehen in nur einzelnen Bundesländern unterschiedlich definierte Meldepflichten. In vielen eu-

Diagnostik

ropäischen Ländern existieren keine nationalen Überwachungssysteme, in manchen Staaten sind die Überwachungssysteme unterschiedlich und deshalb nur schwer vergleichbar.

Gerade am Beispiel der Neuro-Borreliose zeigt sich jedoch das Erfordernis einer einheitlichen Therapiegestaltung: So kommt es in 95 Prozent der Erkrankungen nur dann zu einer folgenlosen Ausheilung, wenn frühzeitig und ausreichend die antibiotische Behandlung eingesetzt wird. Im Gegensatz hierzu können nur mehr 66 Prozent aller chronisch gewordenen Neuro-Borreliosen einer vollständigen Heilung unter ausreichender antibiotischer Therapie zugeführt werden.

Andererseits sollte auf Grund des weltweiten Vorkommens der Borrelien ein internationaler Standard geschaffen werden. So weichen die gegebenen Leitlinien der USA, Infection Diseases Society of America (IDSA), von den Europäischen ab. Und auch die S 1-Leitlinien der „Deutschen Gesellschaft für Neurologie" zur Behandlung der Neuro-Borreliose unterscheiden sich von denen der „Gesellschaft für Kinder- und Jugendrheumatologie", sowie der „Deutschen Gesellschaft für Kinder- und Jugendmedizin" gegenüber den Empfehlungen der Deutschen Borreliose-Gesellschaft, um nur einige Beispiele zu nennen.

Wirklich wegbereitend für die suffiziente Behandlung der Borreliosen sind die Vorschläge der Deutschen Borreliose-Gesellschaft und die der International Lyme and Associated Diseases Society (ILADS) der USA, insbesondere was die Verfechtung der Antibiotika Langzeitbehandlung betrifft. Dem liegt die wissenschaftlich gesicherte Feststellung zu Grunde, dass die Dauer der Generationszeit der Borrelien bei etwa einem halben Tag liegt. Das bedeutet, dass die Zellteilungsgeschwindigkeit zehnmal länger dauert, als die der üblichen Bakterien. Da in der Regel eine Sensibilität gegenüber den Antibiotika vor allem im Zellteilungsstatus der Bakterien besteht, ist angesichts der extrem lang dauernden Generationszeit der Borrelien einer Langzeitbehandlung der Vorzug zu geben. Zumindest dann, wenn

Diagnostik

die Erkrankung manifest ist, was spätestens ab dem Auftreten des Erythema migrans der Fall ist.

Gerade angesichts dieser unterschiedlichen Leitlinien der verschiedenen Fachgesellschaften ist die ins Auge gefasste gemeinsame S 3-Leitlinie zu begrüßen, die derzeit noch in Bearbeitung steht.

Fazit:

Angesichts der rasanten neuen Erkenntnisse bezüglich den Erkrankungsmechanismen und Folgeerkrankungen im Zusammenhang mit der auslösenden Borreliose ergeben sich die folgenden Therapie-Postulate für die S 3-Leitlinien:

Keine starre Festlegung, statt dessen Hinweise auf die individualspezifischen Erfordernisse. Dies ermöglicht dem Arzt die Rechtfertigung, auch abweichend von den herkömmlichen Regeln eine vollständige Heilung ohne die Maßregelung verschiedener involvierter Interessengruppen befürchten zu müssen.

Offenheit gegenüber neuen Erkenntnissen und die ständige Anpassung durch die Überarbeitung der Leitlinien in regelmäßigen Abständen.

Bundesweite Erfassung aller Fälle zumindest in Endemiegebieten, auch der Verdachtsfälle und deren wissenschaftliche Überprüfung und deren Katalogisierung.

Gemeinsame Studie der Deutschen Borreliose-Gesellschaft (DBG) und der Deutschen Krebsgesellschaft zur Koinzidenz beziehungsweise Induktion der Neuro-Borreliose bezüglich Leukämieerkrankungen.

Dies ist ein besonderes Anliegen der Autoren angesichts der beschriebenen Falldemonstration. Eine solche gemeinsame Studie könnte geeignet sein, zukünftig die Todesfälle bei HDCT in Folge der außer Acht gelassenen induzierenden Begleiterkrankungen, wie zum Beispiel der Borreliose zu vermeiden.

Diagnostik

Lobbyismus contra Patient

Derzeit ist es doch so, dass unterschiedliche Interessengruppen das Therapie-Erfordernis bei Borreliose-Erkrankungen bestimmen und beeinflussen, je nach der Intention deren Lobby. Einzig und allein der betroffene Patient hat (als Laie) keine

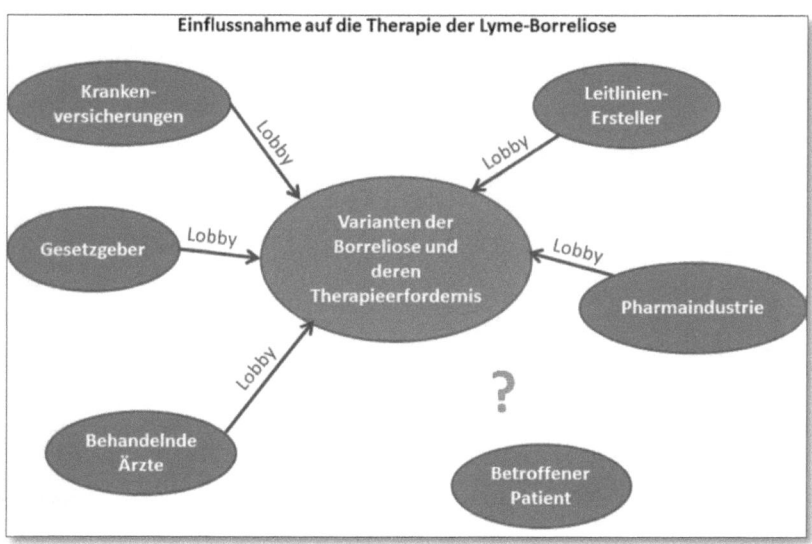

Tabelle 10

Entscheidungsmöglichkeit (Tabelle10). Aber nicht nur die Zeitdauer ist ausschlaggebend für eine wirkungsvolle Antibiotika-Therapie, sondern auch die Wahl des Antibiotikums. Die Antibiotika unterscheiden sich in ihrer Wirksamkeit deutlich voneinander. So sind die einen nur in der Zelle wirksam (intrazellulär). Wieder andere sind nur eingeschränkt liquorgängig. Und nur zwei Antibiotika, das Metronidazol und das Hydroxychloroquin, sind auch wirksam gegen die zystischen Formen der Borrelien (siehe Leitlinien der DBG). Dementsprechend ist – je nach Erkrankungsstadium – auch die Anwendung unterschiedlicher Antibiotika erforderlich. Ein „Standard-Antibiotikum" darf es auf Grund der Erkenntnisse der DBG zukünftig nicht mehr geben.

Diagnostik

Genau diesem Postulat liegt ein ganz aktueller Fall aus dem Jahre 2014 vor:

Kasuistik 2

Ein 24jähriger Patient mit Erythema migrans (Bild 4). Leitliniengerechte Therapie, hierunter kurzfristige Reduktion der Symptome, nach Beendigung der „Leitlinien-Therapie" erneute

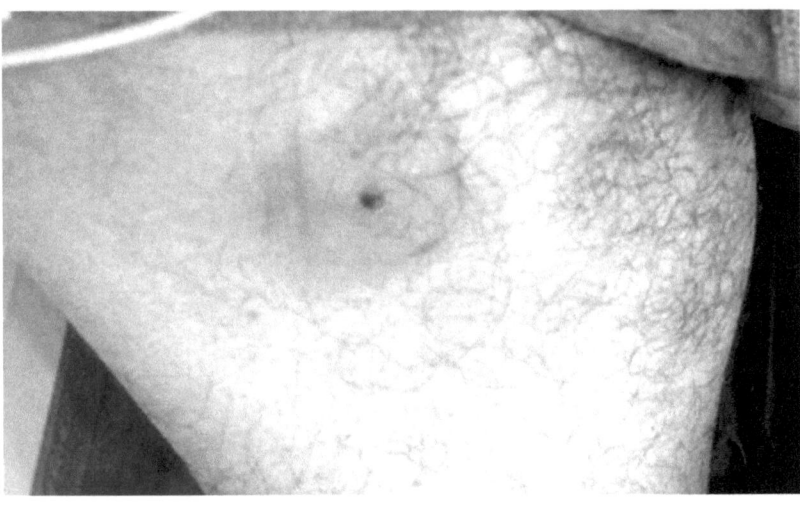

Bild 4

Verschlechterung. Wiedereinsetzen der Antibiotika-Therapie ohne klinischen Erfolg. Es kommt zur Generalisierung der Symptome mit heftigen Fieberschüben. Der Patient wird auf der Intensivstation mehrere Wochen behandelt und erhält immer wieder unterschiedliche Antibiotika. Schließlich müssen Entlastungsschnitte (Bild 5) durchgeführt werden angesichts der Tatsache, dass der für die Infektion verantwortliche („sehr seltene") Keim „Antibiotika-resistent ist und nur mit lokal desinfizierenden Maßnahmen behandelt werden kann".

Diagnostik

Zu Rate gezogen gaben wir die Empfehlung, die bisherigen Antibiotika-Gaben mit den Empfehlungen der DBG abzugleichen und die bisher bestehende Wirksamkeitslücke durch das geeignete vorgegebene Antibiotikum zu schließen. Hierunter kam es sodann innerhalb von drei Wochen zur völligen klinischen Abheilung des gesamten Erkrankungsbildes.

Schlussbemerkung:

Bei wohl keiner anderen Bakteriengruppe haben sich neue Erkenntnisse zu deren aktiver und passiver Protektion so rasant entwickelt, wie bei den Borrelien der Gruppe B. In Folge dessen wird angesichts der unterschiedlichsten Symptome einerseits und andererseits der Imitationsfähigkeit unterschiedlichster

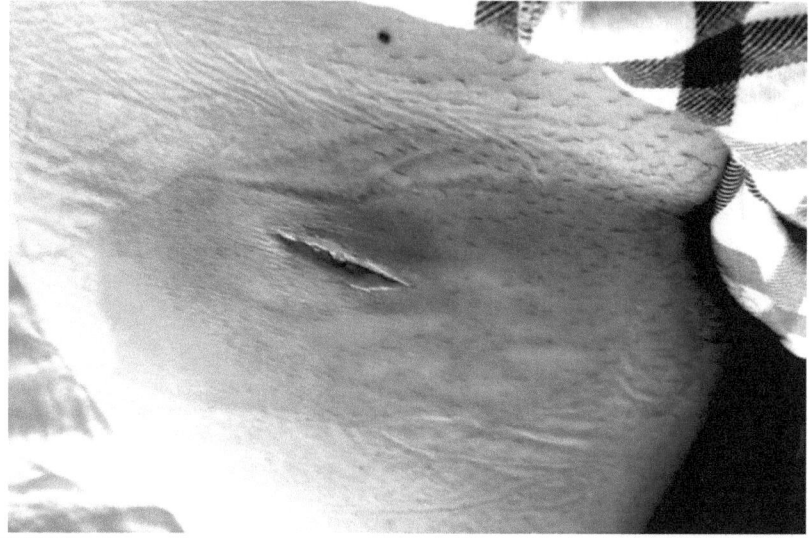

Bild 5

Erkrankungen das ärztliche Bemühen um Heilung der Borreliosen oftmals fehlgeleitet.

Leidtragende sind die betroffenen Patienten, denen bei Fortbestehen der Erkrankungssymptome nicht selten Hypochondrie oder Besserwisserei zur Last gelegt werden. Dies in Verkennung

Diagnostik

der wahren Ursache der Erkrankung und mangelnder, diesbezüglich ausreichender Therapie.

Angesichts dieser Sachverhalte ist es zu begrüßen, dass die Erstellung der S 3-Leitlinien nicht nach dem Gebot „Schnelligkeit vor Sorgfalt" vollzogen wird, sondern hierzu auch die Variationsbreiten der Erkrankungen berücksichtigt werden.

Wünschenswert ist auch die bessere Aufklärung in der ärztlichen Fach- wie in der Laienpresse, damit das Miteinander zwischen Arzt und Patient gerade bei Problemfällen wieder in den Vordergrund rückt.

Mit dieser Präsentation hoffen die Autoren, einen Beitrag zur Erreichung dieses Zieles erbracht zu haben. Erst-Präsentation anlässlich der 11. Jahrestagung der Deutschen Borreliose- Gesellschaft, Erfurt, 2014

SpiroFind – Nebelkerzen und ein weiter Weg zur Routine-Diagnostik

Die erwartete Studie mit dem Test SpiroFind wird noch auf sich warten lassen. Ursprünglich lag viel Hoffnung in einer Studie mit der Universität Erlangen, wonach der Test eine persistierende (chronische) Borreliose zuverlässig identifizieren sollte. Doch diese Studie ruhe momentan, so Boulder-Sprecher Dr. Andreas Markert. Man konzentriere sich derzeit in Zusammenarbeit mit der Universität Nijmegen auf eine andere Studie in Cluj (früher Klausenburg), Rumänien, bei der der SpiroFind an „sicheren Borreliosepatienten mit ärztlich dokumentiertem Erythema migrans" akute Infektionen erkennen und den Behandlungsverlauf (Therapiekontrolle) dokumentieren solle. Dafür, dass die Sozialen Dienste wie Google, Twitter und Facebook trotzdem heftig für den SpiroFind werben, wo immer das Stichwort Borreliose auftaucht, passt der Begriff Nebelkerzen. Was nützt es einem Patienten, wenn er einen positiven Spiro-Find vorweisen kann? Nichts. Es sei denn, er landet bei einem von Boulder infizierten Arzt. Also weiter abwarten.

Diagnostik

Die übersehenen Krankheiten

Zwei führende US-Mediziner prangern in der Zeitschrift „Health" (Gesundheit) die Fehlbarkeit ihrer Kollegen an. Zu den 15 Krankheiten, die Ärzte häufig übersehen, gehöre auch die Lyme-Borreliose, berichten David Fleming, Präsident des American College of Physicians und Professor an der Universität von Missouri und Eugene Shapiro von der Yale Universität, New Haven, Connecticut.

Wenn Kinder plötzlich nicht mehr funktionieren

Nennen wir ihn Paul. Er war immer ein fleißiger Bursche in der Schule. Der Lernen fiel ihm leicht. Beliebt bei seinen Freunden. Ein begnadeter Kicker auf dem Bolzplatz. Pfiffig, spontan, interaktiv in der Familie. Der große Bruder von zwei jüngeren Mädchen, die er beschütze. Paul war 14 Jahre alt, als er sich von einem auf den anderen Tag veränderte, ohne dass man die Schuld auf die Familie oder bestimmte Ereignisse hätte schieben können.

Auch die Lehrer waren bestürzt. Paul kam immer häufiger ohne Hausaufgaben zum Unterricht. Seine bis dahin schöne Handschrift war krakelig geworden. Er schien unkonzentriert. Wenn ihn der Lehrer rief, war Paul nicht bei der Sache. Man merkte ihm an, wie er sich innerlich selbst aufregte. Vorher hatte er sich intensiv am Unterricht beteiligt. Jetzt hing er auf dem Stuhl wie ein Schluck Wasser. Beim Sport war plötzlich ungeschickt. Die Kameraden hänselten ihn. Immer häufiger fehlte er. Er hatte Wutanfälle, für die er sich hinterher entschuldigte. Er wisse auch nicht, warum er so heftig reagiere.

Die Zeugnisse verschlechterten sich rapid. Die Eltern waren ratlos. Paul war in letzter Zeit sehr aggressiv und reagierte gereizt. Sie ertappten ihn, dass er sich hinter der Tür seines Zimmers verbarg und nicht zur Schule ging. Er wollte darüber nicht sprechen, außer, dass er Schmerzen habe. Die Eltern hielten das für einen Vorwand, nicht zur Schule gehen zu müssen. Aber: Er war doch immer gerne zur Schule gegangen? Sie versuchten, mit be-

Diagnostik

sonderer Zuwendung hinter sein Geheimnis zu kommen. Darauf reagierten die Schwestern mit Eifersucht. Der rabiate Bruder ging ihnen auf den Keks. Das führte zu neuen Konfrontationen, nun auch zwischen Vater und Mutter. Gegenseitige Vorwürfe wurden laut. Sie fanden Paul tränenüberströmt in seinem Zimmer. Hilflos. Machtlos. Unfähig, sich zu äußern. Er sprach über Selbstmord.

Das ist alles nur das Randgeplänkel für einen Vortrag von Leo J. Shea, Professor für Rehabilitative Medizin am Rusk Institute der New York City Universität. Als Neuropsychologe berichtete er bei der Europäischen ILADS-Konferenz Augsburg über die so-

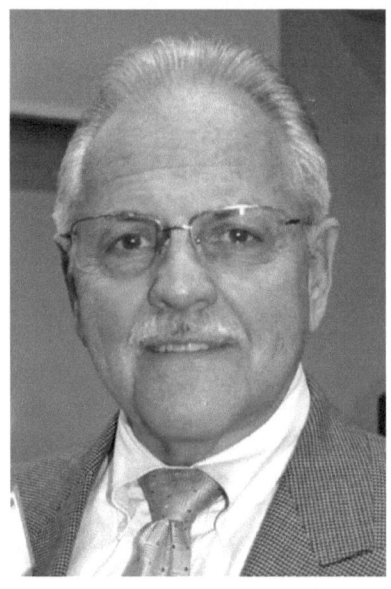

ziale und gesellschaftliche Abwärtsspirale, in die ein Kind gerät, das, ohne es zu merken, von einer Zecke infiziert wurde. Speziell in den USA, aber nicht nur da, gibt es dann schnelle Diagnosen, um mit solchen Kindern fertig zu werden. ADS – Aufmerksamkeitsdefizit-Syndrom. Diese Kinder fallen auf durch Gemütsschwankungen, Rebellion und dass sie sich nicht unauffällig in den Schulbetrieb fügen können. Ihre Informationsverarbeitung ist gestört. Sie können nicht denken, planen, fühlen, organisieren.

Shea kennt etliche Beispiele, wo Kinder einfach fallen gelassen wurden, ohne dass jemand nach den Ursachen für ihre kognitiven Ausfälle fragten. Sie wurden von Arzt zu Arzt geschickt und die Eltern sammelten Diagnosen, die niemand verfolgte. Niemand dachte an eine Zecke. Paul selbst hatte sie wohl gesehen, aber als unwichtig verdrängt. Später erzählte er davon, dass da so ein dicker Knubbel in seiner Achsel gesessen habe. Doch davon wollte die Schulleitung nichts wissen. Auch nicht der Schul-

Diagnostik

arzt. Hintergrund: In den USA erhalten Schulen höhere finanzielle Förderung, wenn sie autistische Kinder aufnehmen. Und Paul wirkte verdammt autistisch, so wie er niemanden an sich heranließ, wie er sich absonderte und nicht verstand, warum ihm so viele Körperteile schmerzten und sein Gehirn nicht mehr mitspielte.

Zur Erlösung der Leser kann mitgeteilt werden, dass dieser Alptraum zu Ende ging, weil ein fähiger Arzt eine Borreliose vermutete und von Paul die Bestätigung erhielt, dass eine Zecke an ihm gewesen sei. Paul wurde behandelt und es geht ihm wieder gut. Er ist inzwischen ein junger Mann, der den Führerschein macht und studieren will. Die scheinbar autistischen Störungen aber haben sich tief in seine Erinnerung eingegraben und auch in der seiner Familie.

Jede Art einer Infektion kann solche Zustände erzeugen. Das wusste und beschrieb schon Thore von Uexküll in der 5. Auflage seines Buches „organische Ursachen von Infektionskrankheiten" 1996. Für Shea war dies Anlass, Behandlung nicht nur für das Kind, sondern für die komplette Familie einzufordern.

Willi Burgdorfer ist tot.

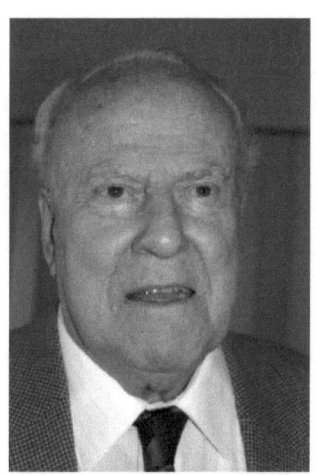

Der Entdecker der Borrelien verstarb am 17.11.2014 im Alter von 89 Jahren. Er hinterließ uns diese Aussage:

„Die Kontroverse in der Lyme-Krankheitsforschung ist eine beschämende Angelegenheit. Die ganze Sache ist politisch verdorben. Das Geld geht an Leute, die in den vergangenen 30 Jahren immer das Gleiche hervorgebracht haben, nämlich nichts!"

Therapie

Chronische Borreliose und Traditionelle Chinesische Medizin

Seit 26 Jahren praktiziert der Autor als Facharzt für Allgemeinmedizin und beschäftigt sich seit etwa 20 Jahren nahezu täglich aus persönlicher familiärer Betroffenheit mit Borreliose und ihren Erscheinungsformen. In seiner ganzheitlichen Gesundheitspraxis (Naturheilverfahren, Alternative Schmerztherapie, Traditionelle Chinesische Medizin) können ganz besonders Borreliosepatienten mit einem seit Jahren bewährten therapeutischen Konzept umfassend betreut werden. Er ist langjähriges Mitglied der Deutschen Borreliose-Gesellschaft und orientiert sich in schulmedizinischer Diagnostik und Therapie überwiegend an deren Leitlinie. Über Borreliose und die Traditionelle Chinesische Medizin (TCM) verfasste er bereits einen bemerkenswerten Beitrag in dem Buch „Leben mit Borreliose", BOD-Verlag. In diesem Jahrbuch berichtet er über eine retrospektive Therapiestudie an 65 Patienten mit chronischer Borreliose unter LTT-Kontrolle.

Retrospektive Therapiestudie an 65 Patienten
Von Lothar Kiehl

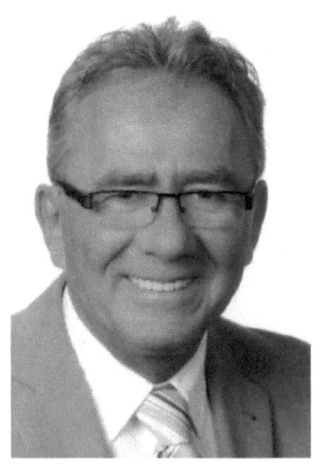

Bis vor zehn Jahren wurden von mir chronische Borreliose Patienten nahezu ausschließlich mit Antibiotika behandelt. Heute ist die Antibiotika-Therapie in meiner täglichen Praxis eher zur Ausnahme geworden (zum Beispiel bei schweren Lähmungen, Herzrhythmusstörungen und weiteren Symptomen) Dies liegt einerseits an der eher enttäuschenden Effektivität der Langzeitantibiose (bis zu acht Wochen und oft mehrere Perioden hintereinander) und den teils heftigen Nebenwirkungen, andererseits an der erstaunlich gut wirksamen ganzheitlichen TCM-Behandlung ohne Nebenwirkungen.

Therapie

Borreliosepatienten erleiden über Jahre hinweg vor, während und leider häufig auch nach schulmedizinischen Behandlungen schwere körperliche und seelische Beeinträchtigungen. Der Wunsch nach ergänzenden, weiter helfenden auch alternativen Heilmethoden ist nur zu verständlich und nachvollziehbar. Allerdings sollte es sich hierbei um bewährte, risikoarme und nachweisbar wirksame Heilmethoden handeln, die zudem nachvollziehbar und kontrollierbar angewendet werden können. Die TCM erfüllt diese Voraussetzungen.

In meiner Praxis wird seit mehr als zehn Jahren bei Patienten mit persistenter, symptomatisch chronischer Borreliose (nach einer oder mehreren Langzeit-Antibiotika-Therapien von mindestens vier Wochen, aber auch ohne antibiotischer Vorbehandlung) TCM mit Kräutern und Akupunktur über mindestens neun Monate bis zu zwei Jahren als alleinige Therapie angewendet. Nahezu alle Patienten berichten, dass sich ihre multiplen Beschwerden unter der TCM erheblich vermindert haben und teilweise völlig verschwunden sind.

Daraus ergab sich die Fragestellung, ob es gelinge, mit einem hochspezifischen Bluttest* wie dem Lymphozyten-Transformations-Test (LTT-Borrelien) eine Wirksamkeit der TCM objektiv zu belegen. Dabei sollten sich unter laufender LTT-Borrelien-Kontrolle die SI-Werte (Stimulationsindizes) bei anfangs positiven Befunden unter der TCM-Therapie deutlich rückläufig bis normwertig entwickeln. Es wurde ein retrospektive Therapiestudie an 65 Patienten mit chronischer Borreliose unter LTT-Kontrolle durchgeführt

Art der TCM und Therapiedauer

Phase I: Zwei Mal wöchentlich Akupunktur mit durchgehender Kräuterbehandlung für vier Wochen.

Phase II: Ein Mal wöchentlich Akupunktur mit durchgehender Kräuterbehandlung für sechs Wochen.

Phase III: Ein Mal monatlich Akupunktur (Offenhaltung der Leitbahnen) mit Intervall-Kräuterbehandlung (Wechsel zwi-

Therapie

schen spezifischen, antimikrobiell wirksamen und speziell das Immunsystem stimulierenden Kräutern)

Probanden (Patienten) Einschlusskriterien:

Alter: älter als 25 Jahre

Krankheitsdauer: länger als zwölf Monate

Beschwerden traten im Zusammenhang mit Zeckenstich oder umschriebener Hautrötung (Erythema migrans) auf

keine Lähmungen, keine kardialen Reizleitungsstörungen

keine schweren Schmerzsyndrome

anamnestisch mindestens einmalige, vierwöchige antibiotische Behandlung

Labormedizinische Charakterisierung der n=65 Patienten (männlich u. weiblich. 25 bis 65 Jahre alt)

1. 52 (80 Prozent) waren seropositiv, 13/65 (20 Prozent) seronegativ

2. 43 (66,5 Prozent) waren bei der Eingangsuntersuchung LTT-Borrelien positiv

3. 22 (33,5 Prozent) waren LTT-Borrelien negativ

4. 41 von 43 LTT Positiven waren ebenfalls serologisch positiv (95,3 Prozent).

Aufgenommen in die Studie wurden n=43 Patienten (LTT-Borrelien positiv).

Wie viele der LTT-Borrelien Positiven zeigten unter TCM-Behandlung eine signifikante Abnahme der Stimulationsindizes im LTT?

Therapie

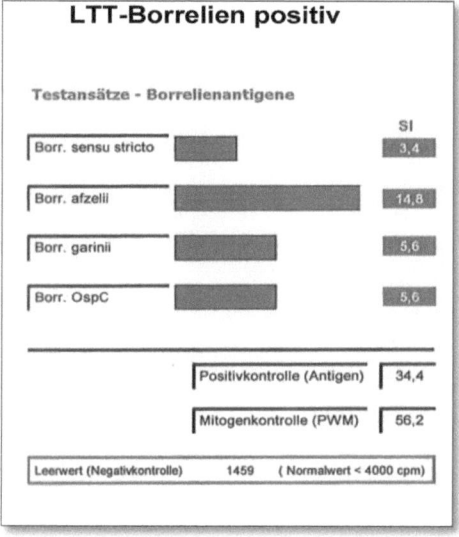

32 von 43 = 74,4 Prozent zeigten einen positiven Therapieeffekt (deutliche Abnahme des SI –Werte). 11 von 43 = 25,6 Prozent kein Effekt auf die LTT-Borr.-SI-Mittelwerte.

Von 22 der zum Behandlungsbeginn LTT-negativen Patienten wurden 13 (59 Prozent) nach Beginn der Therapie schwach positiv. 5 dieser 13 Patienten (38,8 Prozent) waren dann im weiteren Verlauf konstant negativ.

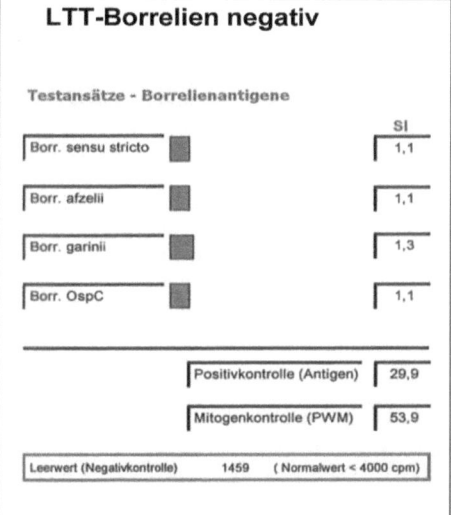

11 von 43 (25,6 Prozent) zeigten auch nach mehr als sechsmonatiger Behandlung keinen Effekt auf die SI-Werte im Borrelien-LTT. In dieser Gruppe befanden sich vier Patienten mit klinischem Therapieversagen (keine subjektiven Verbesserungen).

Therapie

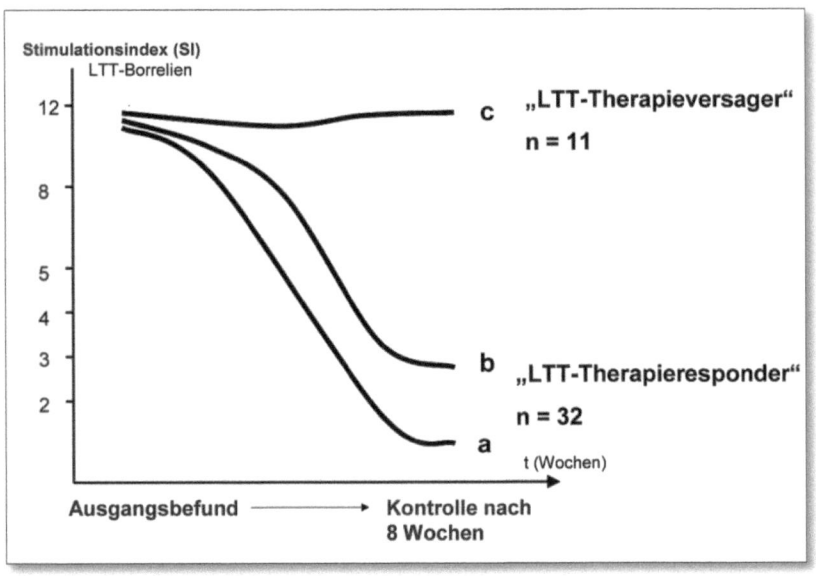

Subjektive Beschwerdeeinschätzung auf einer Skala von 0 (keine Beschwerden) bis 10 (sehr starke Beschwerden):

Alle 43 Patienten mit chronischer. Borreliose (= 100 Prozent) bewerteten ihre Beschwerden vor Behandlung

Phase I zwischen 7 und 10

zur Mitte der Behandlung
nach Phase II   zwischen 7 und 10 : 7 Prozent
          zwischen 6 und 4 : 79 Prozent
          zwischen 3 und 0 : 14 Prozent

am Ende der Behandlung
nach Phase III zwischen 7 und 10 : 0 Prozent
          zwischen 6 und 4 : 5 Prozent
          zwischen 3 und 0 : 95 Prozent

Therapie

Subjektive Beschwerdeeinschätzung

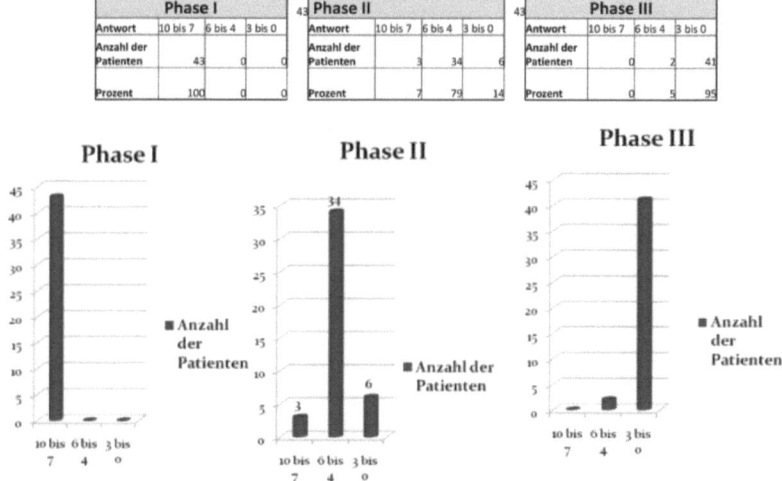

Selbstkritik zur Arbeit:
1. Es handelt sich um eine offene, nicht Placebo kontrollierte Studie. Es wurde keine Gruppe ohne Therapie mitgeführt.
2. Als Laborparameter der Therapiewirksamkeit wird allein die Verminderung der SI-Werte im LTT-Borrelien* eingesetzt. Andere validierte, zelluläre Methoden stehen zurzeit nicht zur Verfügung. Die Serologie (IgG-, IgM-Borrelien) ist für solche Fragestellungen nicht geeignet. Das Gleiche gilt für die Bestimmung der CD57, positiven NK-Zellen (Ergebnis eigener Untersuchungen).

Zusammenfassung:

32 von 43 (74,4 Prozent) Patienten mit chronischer Borreliose, die ausschließlich mittels TCM behandelt wurden, zeigten eine deutliche Abnahme der SI-Werte im LTT-Borrelien. 11 Patienten (25,6 Prozent) wiesen auch nach mehr als sechs Monaten Behandlung keinen positiven Therapieeffekt im LTT-Borrelien aus. Zu einem ähnlichen Ergebnis kommt eine während dieser

Therapie

Studie zusätzlich durchgeführte Erhebung der subjektiven Beschwerdeneinschätzung mit einer Skala von 0 (keine Beschwerden) bis 10 (sehr starke Beschwerden). Alle 43 Patienten mit chronischer Borreliose beurteilen ihre Beschwerdeausprägung zwischen 7 und 10 zum Behandlungsbeginn.

Am Ende der dritten Phase der TCM-Behandlung bewerteten 41 der 43 (93,8 Prozent) Patienten ihre Beschwerden zwischen 3 und 0 der Skala. Vier (6,2 Prozent) der 43 Patienten empfanden keine Veränderung beziehungsweise Verbesserung ihrer Beschwerden. Mit dem LTT-Borrelien lässt sich ebenfalls eine positive Wirkung der TCM-Langzeitbehandlung bei circa 75 Prozent der Patienten mit chronischer Borreliose belegen. Dazu muss die TCM allerdings individuell abgestimmt und dem Krankheitsverlauf angepasst durchgeführt werden. Eine schematisierte Kräuter- und Akupunkturtherapie würde den grundlegenden Prinzipien und Forderungen einer ganzheitlichen traditionellen chinesischen Medizin komplett widersprechen.

Diskussion:

Eine nicht unerhebliche Anzahl Patienten (32 von 43) mit chronischer Borreliose konnte ausschließlich nur mit Kräutern, Akupunktur und fernöstliche Psychotherapie (einschließlich Atemübungen, Yoga, Qi Gong) zur Krankheitsbewältigung nach den Grundsätzen der seit circa 2500 Jahren bewährten und erhaltenen TCM erfreulich effektiv, nebenwirkungsfrei, nachhaltig und im Vergleich kostengünstig therapiert werden. Dieser bislang von Patienten und Therapeut seit Jahren subjektiv empfundene Eindruck konnte mit der vorliegenden Untersuchung ein erhebliches Stück weit objektiviert werden.

Es würden Kräuter eingesetzt, die einerseits antimikrobiell (antibiotisch) und andererseits in der längerfristigen Therapiestrategie immunstimulierend (killerzellanregend) wirken.

Die Kräutertherapie unterstützende, so genannte syndromorientierte und symptomorientierte Akupunktur nach TCM kam individuell adaptiert zur Anwendung. Ergänzend wurden die Pati-

Therapie

enten mit Elementen fernöstlicher Psychotherapie einschließlich spezieller Loslassübungen, Achtsamkeitsmeditationen, Atemtherapie, Yoga und Qi Gong zur Krankheitsbewältigung, Gesundungsstrategie und Neuorientierung behandelt.

Diese Untersuchung ist ein weiterer belegbarer Hinweis dafür, dass bei chronischen Infektionen wie der Lyme-Borreliose umfassende, alle Aspekte des betroffenen Patienten beeinflussende, naturheilkundliche Methoden sehr wohl effektiv wirksam sein können.

Die alleinige Abtötung der Krankheitserreger, ob durch Antibiotika (wie auch immer kombiniert, dosiert und wie lange) oder andere Methoden, wird der Komplexität der Erkrankung und des Infizierten nicht gerecht. Aspekte der individuellen Abwehrkompetenz, Umweltgiftbelastungen, körperliche und seelische Auswirkungen aus teilweise langwierigen, das Gesamtsystem oft schwer belastenden Vorbehandlungen, sollten unbedingt beachtet und in die Behandlungsstrategie integriert werden. Bestenfalls mit effektiv wirksamen, kontrollierbaren, kostengünstigen und möglichst unschädlichen Methoden. Die TCM wäre diesbezüglich eine Möglichkeit.

Die Vorstellung von einer alleinig heilenden, wie auch immer in Art, Dosierung und Dauer durchgeführten Antibiotika-Therapie ist, nach meiner persönlichen nun 20-jährigen Erfahrung, in vielen Fällen nicht haltbar. Die TCM ist eine mögliche individuelle ergänzende und vor allem wirksame Heilmethode. Dies konnte in der im April 2011 veröffentlichten Studie zur Wirksamkeit von TCM bei chronischer Borreliose ein Stück weit objektiviert werden.

Erstmals erschienen und vorgetragen zur Jahreshauptversammlung der Deutschen Borreliose Gesellschaft e. V., Wuppertal 08.-10. April 2011, aktualisiert 2014.

Therapie

Der Autor ist seit 1988 niedergelassener Facharzt für Allgemeinmedizin/Naturheilverfahren und praktiziert in Weiden und Vohenstrauß

TCM-Ausbildung in der Schule für TCM an der TCM-Klinik Bad Kötzting (2004), diverse Weiterbildungen (unter anderem Prof. Huang Huang, EIOM, Giovanni Maciocia)

* The Lymphocyte Transformation Test of Borrelia Detects Active Lyme Borreliosis and Verifies Effective Antibiotic Treatment (The Open Neurology Journal, 2012, 6 (Suppl 1-M5) 104-112

Antibiotika machen doch dick

Immer wieder beteuern Borreliose-Patienten in der Beratung, dass sie unter antibiotischer Therapie zugenommen haben. Ihre

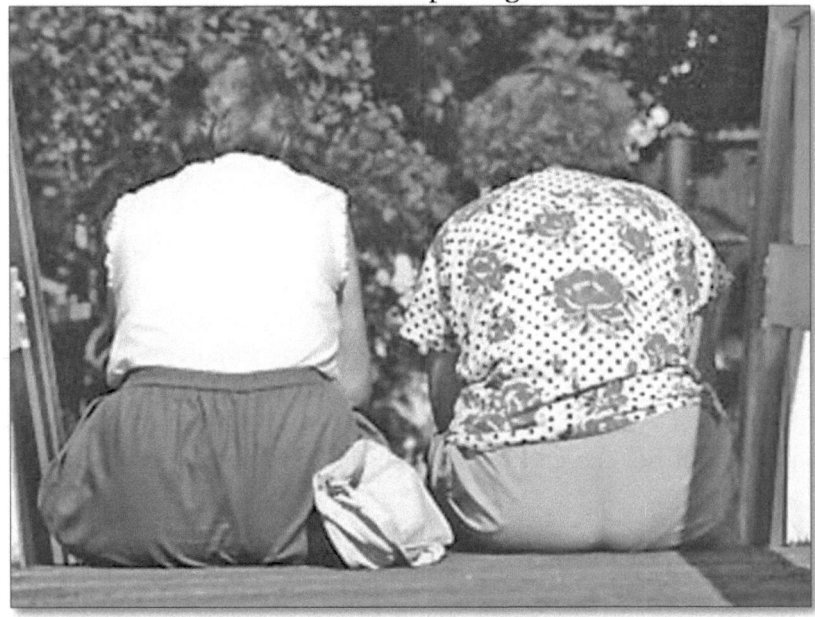

Ärzte hätten die Gewichtszunahme auf psychische Defizite geschoben und unterstellt, man habe seine Ernährungsgewohnheiten geändert und sich mit Süßigkeiten und vermehrten Essen über Beschwerden hinweggetröstet. Tropenmediziner von der

Therapie

Aix Marseille Universität wiesen nun nach, dass es bei einer 18 Monate langen antibiotischen Therapie mit Doxycyclin und Hydroxychloroquin bei jedem vierten Patienten zu einer Gewichtszunahme um zwei bis 13 Kilogramm kam. Der Grund für diese „Mastbeschleunigung", wie sie in der Tierzucht gezielt angewendet wird, sei nach wie vor unklar. Man vermutet jedoch, dass Antibiotika bestimmte Bakterien dauerhaft reduzieren. Nachdenkenswert ist dazu die Tatsache, dass schon jetzt in einigen Entwicklungsländern Kindern mit Mangelernährung Antibiotika zugefüttert werden, um eine Gewichtszunahme zu beschleunigen. Quelle: aerzteblatt.de

Neue Strategien gegen chronische Schmerzen
Es muss nicht immer ein Schmerzmittel sein

Notizen vom Schmerz- und Palliativkongress
21. März 2014, Frankfurt am Main

Auf Schädigungen (auch Infektionen) reagiert der Körper mit einer Reihe von physiologischen Veränderungen. Bei so einem Reiz, der als Stress bezeichnet werden kann, reagieren alle Wirbeltiere (auch der Mensch) mit Starre und Muskelanspannung, bevor sie fliehen oder angreifen. Da der heutige Mensch aber nicht wegläuft, bleiben die Muskeln angespannt. Dauert solch ein Stress länger als eine Stunde an, verändert sich bereits das Bindegewebe. In dieser angespannten Haltung genügt schon ein kalter Zug oder eine unphysiologische Bewegung und es fährt uns ins Kreuz oder in den Nacken.

- *Die Anzahl der Patienten mit chronischen, nicht Tumor-Assoziierten Schmerzerkrankungen hat in den vergangenen Jahren aus verschiedenen Gründen dramatisch zugenommen. In vielen Fällen ist eine medikamentöse Schmerztherapie wirksam. Durch die Kombination mit nicht-medikamentösen naturheilkundlichen Verfahren kann häufig eine Schmerzmittelreduktion oder ein komplettes Absetzen der Schmerzmedikation bei gesteigerter Lebensqualität erreicht werden. Dr. med. Thomas Rampp, Essen*

Therapie

- *Mind-Body*-medizinische Therapieansätze ergänzen im integrativmedizinischen Vorgehen naturheilkundliche und schulmedizinische Interventionen und stellen dabei die Ressourcen der Patienten für Selbstregulation und Selbstheilung in den Vordergrund. Dr. med. Anna Paul, Essen*

  *Mind-Body lässt sich am besten übersetzen mit „Heilkraft der Seele" und „Leib-Seele-Medizin". Hier erhalten Kranke die Anleitung, wie sie durch gesunde Ernährung, Sport, Bewegungsübungen, Anti-Stress-Kurse, Massagen, Meditation und Gruppengespräche ihre Selbstheilungskräfte mobilisieren.

- *Zentraler Bestandteil der Behandlung von Menschen mit chronischen Schmerzen ist die aktive und gestaltete Kommunikation zwischen Arzt und Patient. Mögliche Störungen müssen ausgelotet sowie Wege und Möglichkeiten erarbeitet werden, um den Respekt für die Autonomie des Therapeuten zu wahren und dem Patienten Beziehungsarbeit schmerztherapeutisch nutzbar zu machen. Dr. med. Andreas Jelitto, Schleiden*

- *Multimodale Therapie wird als die effizienteste Behandlungsmethode bei Chronischen Schmerzen angesehen; ihr Erfolg ist durch zahlreiche Studien bewiesen. Dabei handelt es sich um eine kombinierte Behandlung mit Medikamenten unter Einbeziehung von mindestens zwei Fachdisziplinen, eine davon psychiatrische/psychosomatische oder psychologische Disziplin. Bei der Umsetzung stehen Krankenhäuser vor großen Herausforderungen; denn die Kostenträger müssen im Vorfeld überzeugt werden und die beteiligten Berufsgruppen müssen auch kommunikativ dem Patienten gegenüber „an einem Strang ziehen". Dr. med. Andreas Böger, Kassel*

- *Manuelle Therapie und Akupunktur ergänzen sich bei schmerzhaften Störungen des Stütz- und Bewegungssystems. Dr. med. Reinhart Wagner, Lahr*

Therapie

- *Schmerz verstehen. Lernziel ist, dem Patienten mit Erklärungsmodellen die Bio-psycho-sozialen Zusammenhänge begreifbar zu machen, wie aus Schmerz chronischer Schmerz wird. Auch auf diesem Weg der „Schmerz-Edukation" ist eine Schmerzlinderung möglich. Dies ist eine Aufgabe von Pflegekräften, Ärzten, Psychologen und Physiotherapeuten. Dipl.-Psych. Hans-Günther Nobis, Bad Salzuflen*

- *Chronischer Schmerz ist häufig geprägt von Angst und Wut, nicht selten gefolgt von Depression und Erschöpfung. Vermeidungs- und Abwehrverhalten verstärken die Stressreaktion und führen nicht selten zu Hilflosigkeit und Resignation. Durch ein einfaches und regelmäßiges Achtsamkeitstraining kann es gelingen, ein gewisses Maß an Akzeptanz für den gegenwärtigen Moment entstehen zu lassen und damit die Identifikation mit Gedanken, Gefühlen und nicht zuletzt mit Schmerzen etwas zu lockern. Hierbei spielt auch das relativ neue Konzept des Self-Compassion, einer Persönlichkeitseigenschaft, die mit positiver und fürsorglicher Selbstzuwendung einhergeht, eine wesentliche Rolle. Dr.med. Harald Banzhaf, Bisingen*

Therapie

Antibiose ist nicht alles

Grundlagen der Borreliose Therapie

Von Martin Freiherr von Rosen

Es gibt viele ungelöste Probleme in der modernen Medizin und die Not vieler Patienten ist dementsprechend groß. Auch die chronische Borreliose vermag solch ein Problem zu sein und stellt oft ein echtes Dilemma dar. Von der traditionellen Universitätsmedizin nicht anerkannt und geprägt von vielen zum Teil selbst ernannten Experten. Entsprechend groß ist die Verwirrung und Unsicherheit der Patienten. Schon bei der Diagnostik tun wir uns schwer: unzuverlässige „Kassentests", umstrittene und vor allem teure Spezialteste, welche die Patienten in der Regel selbst bezahlen müssen.

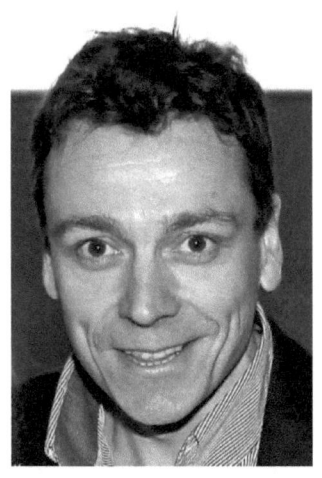

Selbst die Experten sind sich untereinander nicht einig, welche Testmethode nun die Beste ist: LTT, SpiroFind®, Westernblot, Liquor-Antikörper und so weiter. Hinzu kommen bioenergetische und kinesiologische Tests sowie Dunkelfelduntersuchungen von unterschiedlichster Qualität. Wie soll der Laie, wie soll der Patient da durchblicken?

Es gibt sicherlich viele Patienten mit einer unerkannten Borreliose. Ist es aber nicht so, dass eine symptomatische Infektion mit Borrelien nur die Spitze des Eisbergs ist? Die eigentliche Ursache liegt in der Regel viel tiefer. Die Patienten haben oft eine Odyssee hinter sich und schon zahlreiche Ärzte und Spezialisten kontaktiert. Da aber die meisten Therapeuten nicht ganzheitlich, also systembezogen denken, sondern nur organbezogen, finden sie oft keine körperliche Erkrankung. Der Patient ist frustriert und verzweifelt, die Ärzte sind genervt, weil an ihrer Kompetenz gezweifelt wird.

Therapie

Irgendwann wird dann Blut für Borrelien-Antikörper abgenommen. Sind diese positiv, ist der Patient zufrieden, weil er endlich einen Namen für seine Beschwerden hat. Und auch der Therapeut ist zufrieden, weil er –zumindest vorerst - nicht ohne Therapiemöglichkeit da steht. Antikörper zeigen aber nur an, dass jemand schon einmal Kontakt mit Borrelien hatte und nicht, wie stark ihn diese Infektion belastet. Sie sind nicht selten sehr unzuverlässig und können sowohl falsch negativ als auch falsch positiv ausfallen.

Richtig problematisch wird es aber erst, wenn es an die Behandlung einer möglichen Borreliose geht. Es gibt fast genauso viele Behandlungsmöglichkeiten wie es Symptome einer möglichen Borreliose gibt. Auch hier fehlt der Konsens unter den Behandlern. Sowohl zwischen der Universitätsmedizin und alternativen arbeitenden Ärzten oder Heilpraktikern als auch zwischen den alternativen Therapeuten untereinander. Wir haben Patienten gesehen, die über eineinhalb Jahre mit Antibiotika behandelt wurden, ohne Erfolg wohl gemerkt.

Ein weiteres, krasses Beispiel ist das einer Patientin mit möglicher Borreliose. Diese Patientin kam nicht zur Therapie der Borreliose zu uns, sondern zur Erholung als Kurgast in unsere Klinik. Auf Grund eines therapieresistenten Schwindels, bekam sie vor etlichen Jahren die Diagnose einer Neuroborreliose gestellt. Innerhalb von vier Jahren hatte diese Patientin aus eigener Tasche circa 50.000 Euro für die Behandlung ihrer möglichen Borreliose ausgegeben. Ohne großen Erfolg. Frage: Ist dies medizinisch notwendig oder eher ethisch fragwürdig? Erfolglosigkeit und Profitdenken betreffen anscheinend nicht nur von der Pharmaindustrie beeinflusste Kreise, sondern leider auch alternative und sogenannte ganzheitliche Verfahren.

Therapieresistenzen sehen wir heutzutage sehr häufig bei nahezu allen Erkrankungen. Das liegt sicherlich an der zunehmenden Verschlackung und zunehmenden äußeren Einflüssen. Entscheidend ist, unserer Erfahrung nach, nicht die spezifische Be-

Therapie

kämpfung der Borrelien, sondern die Verbesserung des inneren Milieus und somit die Stärkung körpereigener Abwehrkräfte.

Das Konzept der Klinik beruht, unabhängig von der Diagnose, auf Entlastung des Organismus und Unterstützung der Entgiftungsorgane. Das ist primär erst einmal das Wichtigste, weil dann spezifische Maßnahmen besser wirken. Ein Landwirt hat auch einen höheren Ertrag, wenn er den Acker vor der Aussaat erst pflügt und eggt. Wir kontrollieren zuerst auf Nahrungsmittelunverträglichkeiten, die ja ständig zunehmen. Der bei uns durchgeführte Test ist nicht teuer und somit fangen wir einen Großteil der belastenden Nahrungsmittel auf. Lässt der Patient diese weg, so wird das Immunsystem an der Darmschleimhaut entlastet. Man beachte: Der Darm hat eine riesige Oberfläche und 70 bis 80 Prozent unserer Immunabwehr liegen in den Darmwänden. Mit der Elimination allergener Nahrungsmittel stärkt man also unwillkürlich das Immunsystem des Körpers. Zu den belastenden Nahrungsmitteln gehören heutzutage in der Regel Weizen (weil unter anderem mehr Gluten hinein gezüchtet wurde) und Milch, die schon lange kein Naturprodukt mehr darstellt. Unserer Erfahrung nach belastet Milch stark unser Immunsystem. Neben allergenarmer Kost sollte die Ernährung basenbildend und nicht säurelastig sein. Also wenig tierisches Eiweiß, viel Obst und Gemüse. Basis der Ernährung in unserer Klinik ist die „modifizierte Nachkriegskost nach von Rosen".

Ich möchte mögliche Herangehensweisen an eine Borreliose an Hand einiger Patientenbeispiele erläutern.

Patientenbeispiel 1 aus der Landarztpraxis:
- Postbeamter, stark übergewichtig, leichter Bluthochdruck.
- Seit Jahren erhöhte Borreliosetiter, als Zeichen einer durchgemachten Infektion mit Borrelien. Jedoch keine Symptome einer chronisch aktiven Borreliose.
- Im Rahmen eines grippalen Infektes im Winter erlitt er dann plötzlich eine Augenmuskellähmung.

Therapie

- Nach Ausschluss eines Schlaganfalls Behandlung durch die Neurologie mit Cortison über mehrere Wochen ohne Erfolg.
- Der LTT-Test durch Cortisontherapie negativ, also nicht verwertbar.
- Die CD 57 Zellen waren stark erniedrigt, welches uns eine chronische Immunschwäche anzeigte.

Wir kombinierten zuerst Antibiotika intravenös mit Fiebertherapie nach dem Syphilis-Behandlungsschema von Prof. Rudolf Ackermann, später Antibiotika als Tabletten. Zusätzlich Darmsanierung, Fussreflexzonentherapie zur Steigerung der Entgiftung und isopathische Medikamente gemäß Zustandsbild im Dunkelfeld. Innerhalb von zehn Tagen war die Augenlähmung verschwunden, was natürlich auch eine Frage der Zeit gewesen sein könnte. Wer weiß das schon? Möglicherweise hätten statt Antibiotika auch Infusionen mit Artesunate und hochdosiertem Ozon zum Erfolg geführt.

Isopathie ist eine Behandlungsform, bei welcher die Krankheitserreger selbst zum Heilmittel verarbeitet werden. Während bei der Homöopathie ein ähnlicher Stoff zur Heilung verwendet wird, ist es bei der Isopathie also genau jener, der die Krankheit ausgelöst hat. (René Gräber)

Nach drei Jahren bekam er plötzlich wieder einen Gelenkerguss am rechten Knie. Hier wurde Beschwerdefreiheit erreicht allein durch Ansetzen von Blutegeln. Dazu muss bemerkt werden, dass die Zusammenarbeit des Patienten bezüglich Ernährungsumstellung, Bewegung, Schlafplatzsanierung in den Jahren sicherlich nicht optimal war, so dass der Organismus wieder vermehrt belastet worden war. Zusätzlich beeinträchtigte eine Blutdrucktherapie die Leber und somit die Entgiftungsmöglichkeiten des Körpers.

Dieses Beispiel belegt gut, dass das innere Milieu entscheidend ist. Unsere Umwelt verändert sich stetig und somit auch die Zusammensetzung von Bakterien und Viren. Unser Immunsystem

Therapie

wird immer wieder mit neuen Herausforderungen konfrontiert werden. Deswegen müssen wir unser Immunsystem pflegen. Abhärtung kann man sich nicht kaufen, sondern muss man sich erwerben. Und genau deswegen bekommt mancher Grippe, sobald er angehustet wird, während andere vollständig unempfindlich sind.

Wenn nach einem Zeckenstich nur in ein bis zwei Prozent mit einer Infektion zu rechnen ist, bei einer Übertragung der Borrelien in zwei bis sechs Prozent und einer Durchseuchung der Zecken zwischen zehn bis 30 Prozent, so kann die Ursache nicht in den Borrelien an sich liegen, sondern in der Immunabwehr des Einzelnen, sozusagen am inneren Milieu.

Patienten-Beispiel Nr. 2

- 58-jähriger Mann mit herabgesetzter Sensibilität und Missempfindungen im rechten Oberschenkel seit circa 20 Jahren.
- Laut neurologischem Gutachten ausgelöst durch Verengung des Nervenkanals.
- Im letzten drei viertel Jahr Verschlechterung der Situation mit Vergrößerung der tauben Fläche sowie Taubheit der linken Großzehe.
- Laut Neurologe kein Nachweis einer Polyneuropathie, eines Bandscheibenschadens oder einer Rückenmarksläsion im MRT und CT.
- Wir fanden einen generell belasteten Organismus (Zunge und Bauchvolumen waren im Sinne der Mayr-Diagnostik vergrößert), diverse Nahrungsmittelunverträglichkeiten und einen eklatant erniedrigten Vitamin-D-Spiegel.
- Zusätzlich lag eine Stoffwechselbelastung durch Toxine vor sowie CWDs (zellwandfreie Bakterien) in der Dunkelfelddiagnostik.
- Borrelien-Antikörper waren negativ, während der Elispot-Test massiv ausschlug und so eine aktive chronische Borreliose andeutete.

Therapie

- Die CD 57 Killerzellen waren noch im Normbereich, so dass wahrscheinlich keine chronische Belastung vorlag.
- Eine Schwermetallbelastung lag ebenfalls nicht vor.

Behandelt wurde mit Karde und Artesunate kombiniert mit genereller Unterstützung der Entgiftungsorgane (Leber, Niere) und Immunmodulation mit Isopathika der Firma Sanum.

Darunter erst Normalisierung des LTT, später wieder Anstieg der Borreliose-Marker als Zeichen einer erneuten zellulären Abwehrreaktion mit zeitgleich erscheinenden erneuten Symptomen im linken Fuß. Im weiteren Verlauf wurde ein beherdeter, toter Zahn entfernt. Innerhalb kurzer Zeit war unser Patient beschwerdefrei und ist dies bis heute (1 ½ Jahre später) noch immer, was einmal mehr belegt, dass organismusbezogenes Behandeln wichtiger ist als organbezogenes.

Patienten-Beispiel 3

- 60-jähriger Patient ohne Vorerkrankungen.
- Nach einem Urlaub am Bodensee mit vielen Stechmücken Muskelschmerzen und – Krämpfe im linken Oberschenkel, Oberflächenschmerzen in der gesamten linken Körperhälfte (Hyperalgesie) und Schlafstörungen durch nächtliches Stechen und Reißen im linken Bein.
- Wir fanden auch hier eine erheblich vergrößerte Zunge und ein vergrößertes Bauchvolumen im Sinne der Mayr-Diagnostik (spricht für eine Lymphbelastung bei Darmstörung), zwei verschiedene Metalle im Mund (Schwächung durch galvanische Ströme), kalte Nierenlager (Hinweis auf Entgiftungsschwäche).
- Außerdem wie beschrieben Druckschmerz, vor allem im linken Unterschenkel.
- Keine neurologischen Ausfälle.
- Der IgG-Borrelientiter war erhöht (vorher negativ), Borrelien-IgM, Chlamydien und Mycoplasma negativ. Der Borrelien-Elispot war stark positiv, CD 57 normal (also kein Hinweis auf längere Schwächung des Immunsystems).

Therapie

- Vitamin D war erheblich erniedrigt. (Vitamin D ist wichtig für das Immunsystem).
- Wie so oft lagen multiple Nahrungsmittelunverträglichkeiten vor.

Es erfolgte eine Ernährungsumstellung – und – optimierung (unter anderem mit Obst –und Gemüsekonzentraten), eine Milieusanierung (Basenpulver), hochdosierte Ozoninfusionen und Fußreflexzonenmassagen. Da der Patient knapp zwei Stunden entfernt wohnte, nahm er zwischen den Behandlungen Karde ein und von sich aus MMS-Tropfen. Nach sieben Wochen war der Patient komplett beschwerdefrei.

Während des mittlerweile über 40-jährigen Bestehens unserer Praxis und über 30-jährigen Bestehens der Klinik haben wir sicherlich zahlreiche Borreliosepatienten erfolgreich behandelt, ohne dass wir wussten, dass es sich um eine Borreliose handelt.

Zusammenfassend kann man sagen, dass sicher viele Wege nach Rom führen. Voraussetzung ist eine Ernährung reich an Obst und Gemüse sowie arm an tierischen Eiweißen, um einer Übersäuerung entgegenzuwirken. Fast noch wichtiger ist aber die Tatsache, dass man langsam isst und richtig gut kaut. So kommt es zu weniger Fäulnis- und Gärungsprozessen im Darm, was wiederum die Leber und den Gesamtorganismus entlastet. Das ist zwar nicht die leichteste Therapie, sicher aber die billigste.

Ein guter Therapeut hilft, den Organismus zu entgiften. Das effektivste Mittel erscheint mir hier die Dauerbrause, welche allerdings zu Hause schwierig durchzuführen ist. Sie wirkt wie eine Ganzkörperlymphdrainage. Auch aktives und passives Schwitzen ist hilfreich. Mit der Fußreflexzonenmassage (am besten nach Hanne Marquardt) wird nicht nur die Entgiftung über die Niere gefördert, sondern auch das vegetative Nervensystem ausbalanciert. Mit Leberwickeln kann man die Lebertätigkeit anregen.

Basale Therapien, wie blutiges Schröpfen oder auch Blutegel, entziehen dem Körper weitere Gifte und helfen auszuleiten.

Therapie

Oft sind es dann die einfachen Behandlungen, und nicht die teuren und hoch spezifischen Verfahren, die den Erfolg einer Therapie bringen.

Der Autor betreut Patienten in seiner Praxis für Naturheilkunde und Klinik für Naturheilkunde in Gersfeld.
www.praxis-rosen.de, www.schloss-klinik.de

"Fiebertherapie" zu Hause
Borrelien hassen Hitze

von Wolfgang Maes, 11/2005, aktualisiert 10/2014

Borrelien brauchen moderate Temperaturen und hassen Hitze. Selbst normale Körpertemperatur ist diesen Bakterien, die in uns schmarotzen, schon etwas zu hoch. Deshalb greifen sie aktiv in die biologischen Mechanismen ein und regulieren die Temperatur ihres Wirtes Mensch herunter, so wie sie viele wesentliche Prozesse und speziell Immunaktivitäten des Körpers zu ihrem Vorteil und zu unserem Nachteil verändern, austricksen, hintergehen, speziell in späteren, persistierenden Stadien der Erkrankung.

So haben chronisch Borreliosekranke auffällig selten Fieber, die meisten Betroffenen sind erstaunt: Seit dem Zeckenkontakt mit folgender Borrelieninfektion wird Fieber immer mehr zur Rarität. Warum? Das Immunsystem spielt nicht mehr richtig mit, es produziert beispielsweise zu wenig von einem sehr wichtigen Botenstoff, dem Zytokin namens Interferon-gamma, weil die Borrelien es schaffen, das Interferon-gamma zu drosseln. Es braucht aber gerade dieses Zytokin, um die Abwehr und besonders die Fieberproduktion anzutreiben. Hätten die von Borreliose geplagten mal häufiger Fieber, das würde den Borrelien gar nicht gefallen, eben weil sie sehr temperaturempfindlich sind. Wo andere Bakterien noch spielend 40 Grad Celsius und viel mehr aushalten, machen die Borrelien bereits bei 40 °C schlapp, sind bei solcher Temperatur kaum noch lebensfähig und sterben ab.

Therapie

Dafür schießen dank Borrelien andere immunologisch wichtige Zytokine, zum Beispiel der Tumornekrosefaktor alpha, und mit ihnen die gesamte Immunabwehr über die Stränge und heizen Entzündungsprozesse an falschen Stellen an, schädigen Gewebe und sorgen für das Krankheitsgefühl, für zahlreiche Symptome und Schmerzen. Das Immunsystem gerät wegen der Borrelienaktivität aus dem Lot, der eine Teil zu inaktiv, der andere überschießend heftig. Interessant, dass die erregerbedingte Reduzierung des Zytokins Interferon-gamma bisher nur bei Borrelien gefunden wurde, bei anderen Bakterien nicht.

Viele chronische Borreliosekranke klagen über vergleichsweise niedrige Körpertemperaturen mit ständigem Frösteln, Kälteschauern und kalten Extremitäten. Das hat den gleichen Grund: Die Schmarotzer regulieren die Körpertemperatur herunter, sie schaffen das, auf welchen Wegen ist noch unbekannt. Ihre Vorzugstemperatur liegt unter Körpertemperaturniveau, sie blühen bei niedrigerer Wärme um 35 °C und darunter erst richtig auf.

Also machen wir den Borrelien mit einem ausgiebigen heißen Bad das Leben schwer. Damit greifen wir die Erreger mit der hohen Temperatur, die sich langsam im Körper, im Blut, in Haut, Muskeln und Geweben ausbreitet, direkt an und treiben sie zudem aus ihren Verstecken, damit sie für Medikamente und fürs Immunsystem wieder erreichbar werden. Außerdem unterstützen wir mit einer solchen Maßnahme das Immunsystem mit allen Vorteilen eines echten Fiebers. Wir entgiften uns mit heftigem Schwitzens, fördern zudem die Durchblutung und erweitern die Gefäße, somit können sich auch Medikamente besser im Körper verbreiten, auch bis in feinere Gefäßverästelungen. Etliche Mediziner(innen) wie Dr. Cecil L. Jadin aus Südafrika empfehlen zur Verbesserung der Wirkung einer Antibiotika-Therapie und zur Unterstützung des Organismus beim anstrengenden Kampf gegen Borrelien oder ähnliche Infektions-Erreger regelmäßige heiße Bäder, am besten alle ein bis zwei Tage.

Therapie

Borrelien hassen Sauerstoff und lieben Saures

Borrelien hassen neben Hitze an erster Stelle auch Sauerstoff. Und natürlich Antibiotika. Und sie lieben ein eher saures Körpermilieu, basisch ist nichts für sie. Sie brauchen eine sauerstoffarme und säurereiche Umgebung. Warum dann nicht alles miteinander kombinieren, um ein möglichst schlechter Gastgeber für die lästigen Untermieter zu sein: Regelmäßig in die heiße Wanne, ganz besonders begleitend zu einer Antibiotika-Therapie. Das Badewasser angereichert mit basischen Mitteln (Natron, Natriumbikarbonat, basische Badesalze) und während des Bades reinen medizinischen Sauerstoff atmen (aus Sauerstoffkonzentratoren oder Druckgasflaschen oder aus der Dose; die gibt es im Fachhandel, Internet oder in der Apotheke).

Davor und dabei ein bis zwei Liter heißen, dünnen Kräutertee mit viel Zitrone und/oder Ingwer trinken (Kamille, Fenchel, Melisse, Salbei, Brennnessel, Löwenzahn, Holunder, Lavendel, Ingwer, Roibos, Cistus, natürlich alles aus bestem biologischem Anbau, keine schwarzen Tees) für zusätzliche Hitze von innen, zusätzliche Entschlackung, Entgiftung, Nierenaktivität, Entzündungsdämpfung, Entsäuerung und Immununterstützung.

Heiß baden

Am Anfang sollte man beginnend bei 37° C Wassertemperatur behutsam testen, was der Körper verträgt. Der Körper soll, mit Ausnahme des Kopfes, komplett im Wasser liegen. Nun lässt man langsam immer weiter heißes Wasser nachlaufen. Ein Thermometer hilft bei der Kontrolle. Die Wassertemperatur darf über 40° C ansteigen, kurzzeitig sogar bis 42° C. Man beginnt jedoch zahm und steigert sich von Bad zu Bad. Auch die Körpertemperatur soll unter der Zunge oder im Ohr gemessen werden; sie steigt ebenfalls an, meist auf über 38 °C, manchmal auf deutlich über 39 °C, das ist Fieber.

Dieses heiße Wannenbad soll man beibehalten, solange es geht: eine halbe Stunde, eine ganze und länger. Danach und auf Wunsch auch zwischendurch immer wieder dezent abkühlen.

Therapie

Ins Wasser empfehlen sich basische Badezusätze und für den Menschen heißen Tee und – wenn möglich – Sauerstoff atmen. Strömender Schweiß ist erwünscht. Diese Bäder kann man von Mal zu Mal in der Länge und Temperatur steigern. Wichtig ist, auf den Körper zu hören und sich nicht zu überfordern. Geduld ist gefragt. Erzwingen lässt sich sowieso nichts.

Nach dem Bad geht es für eine halbe bis eine Stunde schwitzend in Bademantel, Handtücher und/oder Wolldecken gepackt ins Bett. Hier wird "nachgefiebert". Dabei reduziert sich die fiebrige Temperatur langsam in Richtung Normaltemperatur. Nach dem Bettaufenthalt und gründlichem Abtrocknen dauert es in normaler Kleidung und bei Zimmertemperatur manchmal ein bis eineinhalb Stunden bis zu normalen Körpertemperaturwerten um 36 °C.

Vorsicht: Reaktionen

Es kann sein, dass es durch das heiße Bad zu typischen Symptomverschlimmerungen kommt. Das kann, aber muss nicht sein. Es kann auch zu einer kleinen Herxheimer Reaktion kommen; denn die Erreger sind aufgescheucht, sie fühlen die Gefahr und wissen sich zu wehren: an erster Stelle durch ihre toxischen Stoffwechselprodukte, die sie in Gefahrensituationen oder beim Zerfall noch stärker ausscheiden als sonst. Deren Toxine und unsere immunologische Reaktion hierauf machen die mannigfaltigen Beschwerden. Siehe Herxheimer-Reaktion auf Seite 90.

Durch die Hitzeeinwirkung kann es passieren, dass das Herz anfängt, heftiger und schneller zu schlagen, der Blutdruck reagiert, der Kreislauf rebelliert. Deshalb sollte man die heißen Bäder nur machen, wenn jemand in der Nähe ist und nach einem schaut. Im Falle eines Unwohlseins oder Schwindels: Nicht aus der Wanne springen, Ruhe bewahren, liegen bleiben, das Badewasser ablassen, dabei den Körper langsam abkühlen, atmen, erst dann behutsam aufstehen und ins Bett legen, Wasser trinken. Auch deshalb sollte man die Prozedur vorher mit dem behandelnden Arzt besprechen.

Therapie

Belohnung

Die gewünschte Belohnung für diese Tortur trifft hoffentlich ein, nämlich die erhebliche Reduzierung der Borreliosebeschwerden, anhaltend über mehrere Tage und oft noch viel länger, speziell was Muskel- und Gelenkschmerzen oder neurologische Probleme angeht, aber auch in Bezug auf die Gesamtverfassung, Konzentration, Wachheit und Vitalität.

Ich kenne hartnäckige Fallbeispiele, die lediglich durch solche ausgiebigen Hitzebäder beschwerdefrei wurden, selbst ohne Einnahme von Antibiotika. Das ist auch bei mir oft der Fall. Das Einzige, was im Schubfall wirklich nachhaltig hilft, ist ein heißes Bad. Teilnehmer unserer Selbsthilfegruppe bestätigen den spontanen Erfolg, sie gehen schmerzgeplagt in die heiße Wanne, fiebern, schwitzen, atmen, trinken, entschlacken, entgiften, entsäuern und fühlen sich danach fast wie neu geboren. Der positive Effekt hält oft einige Stunden bis Tage an, manchmal auch Wochen.

Ich kenne auch einige Wenige, die so viel Hitze überhaupt nicht vertragen, speziell wenn noch andere Erkrankungen mit im Spiel sind. Bei Multipler Sklerose beispielsweise ist Vorsicht geboten, hier kann zu viel Hitze kurzfristig die Beschwerden und Bewegungsstörungen verschlimmern. Vielleicht werden hier die geschädigten Nerven irritiert.

Fiebertherapie

Saunagänge haben übrigens längst nicht diesen fiebrigen Effekt wie das ausgiebig heiße Wannenbad. Die finnische Sauna führt zwar zu viel Schweiß, das ist gut, aber die Wärme geht nicht tief. Die Dampfsauna ist noch weniger effektiv, die Biosauna noch weniger. Wenn Sauna, dann Infrarot, das geht schon tiefer in und unter die Haut, in Gewebe und Muskeln. Lange und heiß duschen reicht ebenfalls nicht annähernd an das Bad heran.

Die beste, sicherste und kontrollierteste Art der Fiebertherapie ist die beim Facharzt oder in der Spezialklinik und heißt Therapeutische Hyperthermie. Man liegt entweder in einer Kabine

Therapie

oder auf einer Matte und wird von außen mit wassergefilterten Infrarot-Wärmestrahlung auf heilende Übertemperatur gebracht. Oder die gewünschte innere Hitze wird mit elektromagnetischen Strahlern erreicht, die starke Radio- oder Mikrowellen emittieren, nach dem Prinzip, wenn man ein Würstchen in der Mikrowelle erhitzt. Es gibt auch die Aktive Hyperthermie, sie verwendet Bakterienlysate oder andere Fieber auslösende Substanzen, welche den Körper selbst zur Fieberbildung provozieren.

Solche Fiebertherapien werden entweder als Ganzkörper-Hyperthermie eingesetzt oder als Teilkörper-Hyperthermie nur für gezielte, begrenzte Körperareale. Ihr Einsatz findet in der Krebsbehandlung statt, bei Immunproblemen, persistierenden Infektionen, Fibromyalgie und anderen chronischen Schmerzzuständen. Auf diese Weise sollen das Immunsystem gestärkt, die Selbstheilungskräfte des Organismus angeregt, die Schweißbildung und mit ihr die Giftausscheidung forciert und die Durchblutung gesteigert werden.

Gesünder leben

Wichtig ist ein sauerstoffreiches und säurearmes Leben. Die Ernährung soll biologisch mit hohem Gemüse- und Obstanteil sein. Auf denaturierte und zur Übersäuerung führende Nahrungsmittel ist bei jedem Gesundheitszustand zu verzichten, zum Beispiel Fleisch, Wurst, Milch, Weißmehle, Kaffee, Süßes, Zucker, Cola, Limo, Kohlensäure, Nikotin, Alkohol. Man sollte auch Nahrungsmittel meiden, die einem unverträglich erscheinen. Notfalls austesten lassen. Helfen Sie Ihrem Körper bei der so oft so notwendigen Entgiftung. Unterstützen Sie Ihr Immunsystem auf allen Ebenen. Meiden Sie Umweltgifte (Holzschutzmittel, Pestizide, Lösemittel, Weichmacher, PCB, PAK, Formaldehyd. und andere) und Pilzbelastungen (Schimmelpilze, Hefepilze). Meiden oder sanieren Sie Amalgamfüllungen und andere bedenkliche Zahnmaterialien konsequent. Reduzieren Sie jede Art von Elektrosmog (Handystrahlung, schnurlose Telefone, WLAN, Elektrogeräte) auf ein unvermeidbares Mindestmaß,

Therapie

speziell in Schlafbereichen. All das führt zur Überforderung des Immun- und Regulationssystems, zur Übersäuerung, zur Giftanreicherung, zu Stress - auch und besonders zu oxidativem und nitrosativem Stress - und zu Energieverlust.

Körpertemperaturmessung über 100 Minuten.
Beispiel 1

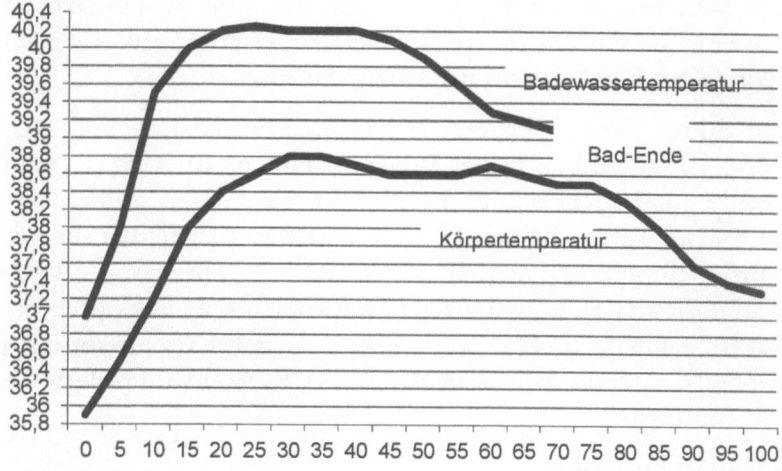

Linke Koordinate: Badewasser- und Körpertemperatur in Grad Celsius, untere Koordinate: Zeit in Minuten

Anstieg der Körpertemperatur bis auf 38,8 °C in einem auf etwa 40 °C erhitzten Badewasser. Badezeit gut eine Stunde, Körpertemperaturmessung über 100 Minuten.

Beim Einstieg in die Wanne betrug die Körpertemperatur (jeweils unter der Zunge gemessen) 35,9 °C und die des Wassers 37 °C. In knapp zehn Minuten wurde die Wassertemperatur auf um die 40 °C erhöht. In knapp 20 Minuten erhöhte sich die Körpertemperatur auf fiebrige 38,5 °C und mehr, bis maximal 38,8 °C, und hielt diese über die gesamte Badezeit von gut einer Stunde. Es lief in dieser Zeit kein heißes Wasser nach. Der Körper war nicht immer komplett in dem warmen Wasser: Kopf, Hals, Bauchdecke und Beine kamen teilweise aus der Wasseroberfläche heraus und wurden immer wieder umspült.

Therapie

Nach dem Bad ging es für eine Stunde schwitzend in Handtücher gewickelt ins Bett. Hier reduzierte sich die Körpertemperatur langsam bis auf 37,2 °C. Nach dem Bettaufenthalt und gründlichem Abtrocknen dauerte es in leichter Kleidung und bei Zimmertemperatur über eine weitere Stunde bis zur Normalkörpertemperatur um 36 °C.

Ein weiterer Versuch dauerte 90 Minuten in der Wanne, das Badewasser wieder um die 40 °C, die Körpertemperatur stieg längere Zeit auf 39 °C, teilweise knapp darüber.

Ein dritter Versuch dauerte knapp zwei Stunden, während des Bades lief ab und zu heißes Wasser nach, um 40 °C Wassertemperatur (und leicht darüber) zu halten. Es wurden während des Bades vier Tassen heißer Kräutertee getrunken. Hierbei stieg die Körpertemperatur dauerhaft auf über 39 °C, kurzfristig auf 39,4 °C. In diesem Fall kamen Kreislaufprobleme, Herzklopfen und starkes Schwitzen. Die Normalisierung der Körpertemperatur auf 36 °C dauerte nach dem Bad und 1 ½ Stunden im Bett über 2 ½ Stunden.

Ablauf insgesamt:

Ins Wasser kamen eine Basensalzmixtur und ein Fichtennadelzusatz. Der anfängliche pH-Wert des Wassers reduzierte sich während des Bades um 0,4-0,5 pH. Anstieg der Körpertemperatur bis auf 39,7 °C in einem auf über 42 °C erhitzten Badewasser. Badezeit knapp eine Stunde, Beim Einstieg in die Wanne betrug die Körpertemperatur (jeweils unter der Zunge gemessen) 36 °C und die des Wassers 37 °C. In etwa zehn Minuten wurde die Wassertemperatur auf bis zu und über 42 °C erhöht. In 20 Minuten erhöhte sich die Körpertemperatur auf fiebrige 39,7 °C und hielt über 39 °C über die gesamte Badezeit von knapp einer Stunde. Es lief in dieser Zeit nur wenig heißes Wasser nach. Der Körper war nicht immer komplett in dem warmen Wasser: Kopf, Hals, Bauchdecke und Beine kamen teilweise aus der Wasseroberfläche heraus und wurden immer wieder durch Bewegung umspült.

Therapie

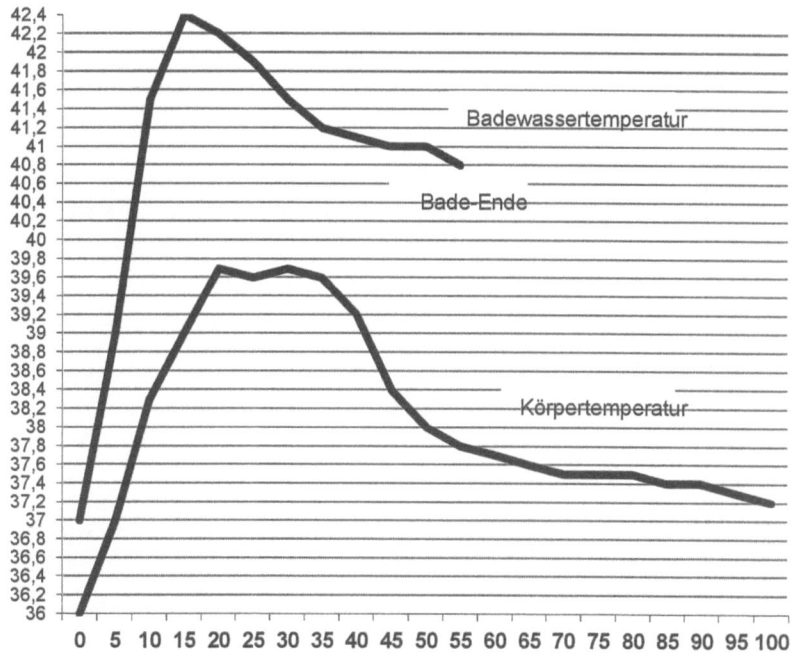

Ins Wasser kamen eine Basensalzmixtur und ein Fichtennadelzusatz. Der anfängliche pH-Wert des Wassers reduzierte sich während des Bades um 0,4-0,5 pH.

Anstieg der Körpertemperatur bis auf 39,7 °C in einem auf über 42 °C erhitzten Badewasser. Badezeit knapp eine Stunde, Beim Einstieg in die Wanne betrug die Körpertemperatur (jeweils unter der Zunge gemessen) 36 °C und die des Wassers 37 °C. In etwa zehn Minuten wurde die Wassertemperatur auf bis zu und über 42 °C erhöht. In 20 Minuten erhöhte sich die Körpertemperatur auf fiebrige 39,7 °C und hielt über 39 °C über die gesamte Badezeit von knapp einer Stunde. Es lief in dieser Zeit nur wenig heißes Wasser nach. Der Körper war nicht immer komplett in dem warmen Wasser: Kopf, Hals, Bauchdecke und Beine kamen teilweise aus der Wasseroberfläche heraus und wurden immer wieder durch Bewegung umspült.

Während des Badens sehr viel Schweiß, etwas Kopfdruck und Schwindel, schnelles und heftiges Herzklopfen, Muskelschmer-

Therapie

zen in den Beinen, Tendenz zum Muskelkrampf, deshalb nach knapp einer Stunde abgebrochen. Auch im Bett danach sehr viel Schweiß, Herzjagen, etwas Kopfdruck, kurzfristiges Krankheitsgefühl. Puls im Bett über 120, langsam abnehmend, Blutdruck mit 125/75 normal, nicht erhöht.

Ein weiterer Versuch dauerte 100 Minuten in der Wanne, das Badewasser wieder bis zu 42 °C. Es lief langsam heißes Wasser nach. Die Körpertemperatur stieg über die meiste Zeit auf deutlich über 39 °C, kurzfristig bis zu 39,9 °C. Es gab kaum Beschwerden.

Ins Wasser kam eine Basensalzmixtur. Es wurde medizinischer Sauerstoff geatmet und reichlich Kräutertee getrunken. Der pH-Wert des Wassers reduzierte sich um 0,3-0,4 pH.

Der Autor ist Journalist, Baubiologe und Berater der inzwischen aufgelösten Borreliose SHG Kaarst.

Ganzkörperhyperthermie bei Borreliose

von Dr. med. Friedrich Douwes u. Brigitte van Hattem, Auszug aus der Erstveröffentlichung in Borreliose Wissen Nr. 16*

Die heilende Wirkung des Fiebers ist schon seit der Antike bekannt. Nach hochfieberhaften Infekten war oft eine Besserung von vielen chronischen Krankheiten erkennbar. Deshalb wurden viele Patienten in malariaverseuchte Gebiete geschickt, wo sie sich eine fieberhafte Infektion zuziehen sollten.

Die Wirkweise der Hyperthermie ist bei der Behandlung von Tumoren mittlerweile weitgehend bekannt. Da die Krebszellen im Gegensatz zu gesunden Zellen einen anaeroben Stoffwechsel haben, halten sie, vereinfacht dargestellt, die Hitze nicht aus und sterben ab. Ähnlich sieht es bei der Behandlung der Borreliose aus. Auch das Bakterium Borrelia burgdorferi kann das Fieber schlecht aushalten. Gleichzeitig aktiviert die erhöhte Temperatur die körpereigenen Makrophagen (Fress- und Killerzellen), die dann das Bakterium eliminieren können.

*Im kostenlosen Download bei www.borreliose-bund.de

Forschung

Alzheimer durch Borreliose?
Zucker und chronische Entzündung im Verdacht

Die Alzheimer-Forschung verschlingt Millionen und ist noch immer nicht auf einem grünen Zweig gelandet. Erst hieß es, die Amyloid-Aggregate und die TAU-Fibrillen seien die Übeltäter. Man entwickelte Wirkstoffe gegen die Amyloide. Bei den Mäusen ließen sich die Amyloid-Plaques tatsächlich auflösen, doch beim Test an Menschen zeigte sich, dass sich weder die kognitiven Fähigkeiten verbessern ließen noch die verbliebenen Gedächtnisleistungen stabilisiert werden konnten. Auch der Versuch, die zu Bündeln verknäulten TAU-Ablagerungen abzubauen, scheiterte daran, dass sie sich nicht von lebenswichtigen Formen dieses Proteins unterscheiden lassen. Einige Forscher versuchen nun, die TAU-Ablagerungen mit dem Wirkstoff LMTX, eine chemische Variante des Farbstoffs Methylenblau aufzulösen. Doch bis zu Ergebnissen, an denen sieben deutsche Kliniken mitarbeiten, können noch viele Jahre vergehen.

Wenn das mit dem Zucker stimmt, könnte man vorbeugen

Was hat Alzheimer eventuell mit Lyme-Borreliose zu tun? Offiziell nichts. Mit Borreliose erfahrene Ärzte halten das nicht für unmöglich. Bisher befragte Alzheimer-Forscher wiesen das energisch zurück. Einige wie Suzanne de la Monte immerhin glauben, dass Zucker und chronische Entzündungen schuld am Entstehen eines Morbus Alzheimer sein könnten. Labormäuse zum Beispiel wurden mit Zucker traktiert und waren nach Übersättigung des Blutzuckers nicht mehr in der Lage, den Morris-Wasserlabyrinth-Test zu bestehen. Dabei werden Labormäuse in ein Wasserbecken gesetzt. Die schlauen Tierchen merken sich in der Regel schnell, wo sich unter der Wasserfläche eine Plattform zum Ausruhen befindet und sie vor dem Ertrinken rettet. Die verzuckerten Mäuse jedoch paddelten hilflos herum. Trotz mehrtägigem Training hatten sie vergessen, wo sich die rettende Plattform befand. Ihre Gehirne waren durchzogen mit Faser-

Forschung

bündeln und Eiweißklumpen, wie man sie auch von Alzheimer-Gehirnen kennt. Zuviel Zucker?

Zu hohe Zuckerkonzentrationen kurbeln im Gehirn Entzündungsprozesse an, berichtet der Demenzforscher Gabor Petzold vom Deutschen Zentrum für Neurodegenerative Erkrankungen, Bonn, gegenüber einem Reporter der Frankfurter Allgemeinen Sonntagszeitung. Zudem gäbe es verschiedene Studien, die zeigen, dass eine chronische Entzündung nachteilig für Gedächtnis und Hirnfunktion sei.

...aber auch Chronische Entzündung

Die chronische Entzündung bringt die Lyme-Borreliose mit sich. Den zweiten Risikofaktor Zucker – nach dieser Hypothese – kann der Mensch beeinflussen. Durch Änderung seiner Lebensweise. Ernährungsumstellung. Mehr Bewegung. Rechtzeitige Behandlung von zu hohen Blutdruck- und Cholesterinwerten. Das Fazit dieser Berichterstattung endet mit einem nachvollziehbaren Vergleich mit einem Auto: „Es ist natürlich optimal, wenn man es vom ersten Tag an gründlich pflegt. Aber es fährt selbst dann noch besser, wenn man später damit anfängt."

Unser Mikrobiom – Ein Ökosystem im Menschen

Hält es uns gesund? Macht es uns krank? Das Mikrobiom ist der Überbegriff für alle den Menschen besiedelnden Mikroorganismen, die guten, die schlechten, die noch unbekannten. Für sie alle stellt der Mensch anscheinend ein Ökosystem dar, das nun ganz langsam erforscht werden soll. Bereits seit Dezember 2007 gibt es in den USA ein wissenschaftliches Projekt namens Human Microbiome Projekt zur Sequenzierung aller Genome der Mikroorganismen, die den Menschen besiedeln. Einer der Protagonisten ist Prof. Martin J. Blaser, ehemals Vorsitzender der IDSA, also jene Ärztevereinigung, die noch heute eine chronische Lyme-Borreliose verneint und ihre dogmatischen Finger bis in die AWMF-Leitlinien zur Lyme-Borreliose in Deutschland streckt. Aber das nur nebenbei.

Forschung

Blaser beschäftigt sich damit, wie das Gleichgewicht des Mikrobioms ins Wanken geriet und wie man es wieder ins Lot rücken könne. Einen Aspekt kennen Lyme-Borreliose-Patienten, wenn sie bei einer Behandlung mit Antibiotika mit Durchfall reagieren. Sicher ist, dass dadurch nicht nur Borrelien, sondern auch gute Darmbakterien schachmatt gesetzt werden. Doch das ist aller Voraussicht nach nur eine kleine Ausnahme im Mikrobiom, das vermutlich eine Vielzahl in Milliardenstärke in unserem Körper interagieren lässt.

Diese Mikroorganismen haben sehr unterschiedliche Aufgaben, Sie helfen bei der Verdauung des Essens, sie bauen Vitamine, sie schützen vor Krankheitserregern, sie trainieren das Immunsystem. Nennen wir es ein Biotop, das wir in uns tragen. Doch, so Blaser, verändert sich das Biotop, vermutlich durch die Art, wie wir uns ernähren, uns bewegen, Desinfektionsmittel gebrauchen und durch Therapien oder durch Fleischverzehr zu viele Antibiotika zu uns nehmen.

Es gibt schon eine Anzahl therapeutischer Ansätze, um ein aus dem Gleichgewicht geratenes Mikrobiom wieder in Balance zu bringen, etwa in dem man so genannte Probiotika (gute Bakterien) einnimmt, wie es bei jeder antibiotischen Therapie empfohlen ist. Ein anderer Ansatz ist die Transplantation von Stuhl, dabei wird aus Sporen von 50 Bakterien ein Medikament gebaut, das wie eine Tablette geschluckt werden kann. Das alles, so Blaser, stehe aber noch ganz am Anfang. Bislang experimentiert man lediglich mit Bakterien. Aber auch Viren seien an diesem Öko-System im Menschen beteiligt. Quelle: univadis.de

Für Forschung auf die Straße gehen

Es war an einem Sonntag im Oktober in New York. Aus allen Richtungen Manhattans strömten Frauen mit rosafarbenen Kleidungsstücken in eine Richtung. Alte Frauen. Junge Frauen. Auch ein paar Männer, einige trugen einen rosafarbenen Büstenhalter über dem Shirt.

Forschung

Am Abend hörten wir in den Nachrichten, dass es rund 40.000 Menschen nur in Manhattan gewesen seien, die sich auf einem zentralen Ort zu einer Kundgebung getroffen hatten, um für mehr Forschung zur Verhinderung und Heilung von Brustkrebs Flagge zu zeigen. Seit 1983 gibt es den jährlichen „Race fort the Cure", das Rennen für mehr Brustkrebs-Forschung, an dem sich in den USA Teilnehmer mit jeweils 100 Dollar beteiligen. Dieser Lauf – man muss nicht joggen, sondern kann auch ganz gemütlich gehen - wurde in 99 Städten der USA organisiert. Inzwischen sind jährlich einige Millionen Frauen und Männer unterwegs, auch in Belgien, Bosnien-Herzegowina, Italien, Griechenland, Israel, Ägypten, Ghana und Tansania.

Auch in Deutschland (Köln, Frankfurt, Hamburg) hat sich diese Bewegung seit 2000 durchgesetzt. 2014 liefen alleine in Frankfurt am Main unter Schirmherrschaft von Oberbürgermeister Peter Feldmann schon zum 16. Mal über 6.000 Teilnehmer mit einem Startgeld von 25 Euro für die Forschung. Das alleine müsste wenigstens 150.000 Euro für die Brustkrebs-Forschung eingebracht haben. Wir gönnen es allen.

Der 1985 begründete „Brustkrebs-Bewusstseins-Monat" wurde zwar von einem internationalen Pharmakonzern ins Leben gerufen, erhielt aber im Laufe der Jahre Unterstützung und Ausweitung durch Kosmetik-Unternehmen wie Estee Lauder, Avon, Komen und andere, die nicht unmittelbar vom Brustkrebs profitieren. Und Bob Carey, nicht gerade gertenschlanker Ehemann einer Brustkrebs-Patientin, tanzte im rosa Tutu durch Youtube, ließ sich bereitwillig fotografieren und filmen, um auf seine Weise Aufmerksamkeit und Anteilnahme zu erwirken und ein heilsames Lächeln für seine kranke Frau.

Wie bescheiden nehmen sich dagegen die Demos für Borreliose aus. Keine 100 Menschen in Deutschland, Schweiz und den Niederlanden rafften sich 2014 auf, um ein grünes Zeichen zu setzen. In New York waren am nächsten Tag die Tageszeitungen pink. Von den grünen Männchen war nichts in den Medien zu finden. Haben Borreliosepatienten resigniert? Sind es die

Forschung

Borrelien, die uns tatenlos werden lassen? Oder ist es die Trägheit des Einzelnen, weil man an Borreliose angeblich nicht stirbt? Das Internet ist zwar voll mit Protesten gegen die Verharmlosung der Borreliose; aber das sehen nur Betroffene. Die, die politische Entscheidungen treffen müssten, werden damit nicht erreicht. Und Geld für die Forschung, und wenn es nur um standardisierte Antikörper-Tests ginge, kommt so auch nicht zusammen.

Ist das Chronische Borreliose?

Mögliche, wahrscheinliche späte Lyme-Borreliose: eine zu unterscheidende Manifestation der unbehandelten Borrelia Burgdorferi-Infektion

Auszüge aus dem Original-Text: BMC Infectious Diseases (Infektionskrankheiten), Autoren: John N. Aucott[1], Ari Seifter[2] und Alison W. Rebman[2], [1]Department of Medicine, Johns Hopkins University School of Medicine, Baltimore, MD, USA. [2]Lyme-Borreliose Research Foundation of Maryland, Lutherville, MD, USA.

Abstract:

Lyme-Borreliose kann frühe und späte Manifestationen verursachen. Zu den bisher bekannten Kategorien einer wahrscheinlichen Lyme-Borreliose der CDC-Überwachung (Center for Disease Control/US-Pendant zum Robert-Koch-Institut) wurde 2013 eine weitere hinzugefügt. Sie beschreibt Patienten mit serologischem Nachweis und ärztlicher Diagnose, jedoch bei Fehlen objektiver Zeichen und Merkmale wie das Erythema migrans. John N. Aucott und Kollegen präsentierten bereits 2011 eine Fallserien von 13 unbehandelten Patienten mit anhaltenden Beschwerden von mehr als zwölf Wochen Dauer. Die Autoren schlagen den Begriff der „wahrscheinlich späten Lyme-Krankheit" vor.

Die Begründung für diese Erkenntnis stützt sich auf eine retrospektive Analyse von 235 erwachsenen Patienten, die zwischen

Forschung

August 2002 und August 2007 auffällig wurden. Diese Patienten zeigten Symptome wie starke Müdigkeit, auf den gesamten Körper verbreitete Schmerzen und kognitive Beschwerden. Etwa ein Drittel berichtete über einen Hautausschlag bei Ausbruch der Krankheit, ein weiteres Drittel wurde mit unüblichen Antibiotika oder Kortison behandelt. Bei den meisten Patienten mit Verdacht auf eine „wahrscheinlich späte Borreliose" ebbten die Beschwerden unter antibiotischer Behandlung ab, obwohl trotz Nachbehandlung Symptome wiederkehrten.

Insgesamt erhielten 15 Prozent (35) eine Nicht-Lyme-Borreliose-Diagnose, 54 Prozent (128) wurden nach Kriterien der Infectious Disease Society of America (IDSA) ohne Diagnose mit „Medizinisch unerklärlichen Symptome" weggeschickt. Von den übrigen Patienten konnten 15 Prozent (36) eine Borreliose-Vorgeschichte aufweisen, ebenso eine Behandlung, aber auch wiederkehrende Symptome. Nur 25 Prozent von jenen (9) erfüllten die IDSA-Kriterien für eine Nachbehandlung; die restlichen 75 Prozent (27) erfüllten trotz anhaltender Symptome nicht die Definition der IDSA und blieben unbehandelt.

Schlussfolgerung

Die Autoren befürworten, dass Patienten mit wahrscheinlich später Lyme-Borreliose eine antibiotische Behandlung erhalten sollen. Auch solle diese Form der Borreliose in die Überwachungskriterien der CDC aufgenommen werden, besonders von Patienten mit einer Vorgeschichte, die auf Fehldiagnose und unzureichend behandelter Lyme-Borreliose hindeutet.

Hintergrund

Das CDC hat 2008 seine Überwachungskriterien für Lyme-Borreliose modifiziert. Studien zeigten, dass die ursprünglich 30.000 Fälle pro Jahr um den Faktor 6 bis 12 hochgerechnet werden müssen. Unter Einbeziehung der späten Lyme-Borreliose wurden auch Organschäden wie entzündliche Arthritis mit Synovitis (Sehnenscheidenentzündungen, Schleimbeutelentzündungen) und Gelenkergüsse und objektive neurologische

Forschung

Erkrankungen einbezogen. In einer Langzeitbeobachtung zeigte sich jedoch, dass eine erhebliche Zahl (18 Prozent) der unbehandelten Borreliose-Patienten mit IGG-Antikörpern nur Symptome zeigten wie Müdigkeit, Gelenk- und Muskelschmerzen, ohne klassische Anzeichen einer Lyme-Arthritis oder neurologischen Beschwerden.

Diese Gruppe Patienten mit „wahrscheinlich später Borreliose" unterscheidet sich in zwei wichtigen Punkten von der Definiton der IDSA, übrigens Stimmungsmacher der deutschen AWMF-Leitlinienautoren Rauer und Hofmann.
1. Patienten mit wahrscheinlich später Lyme-Borreliose haben keine typische Lyme-Borreliose-Vorgeschichte und auch keine ärztliche Diagnose.
2. Diese Patienten wurden noch nicht antibiotisch behandelt.

Beide Patientengruppen wiesen jedoch Bb-Antikörper auf. Ihre Beschwerden wurden meist als „medizinisch nicht erklärbar" bezeichnet. Sie landen nicht nur in Deutschland häufig in den Schubladen Chronische Müdigkeit und Fibromyalgie.

Borreliose – Hauptursache bei Tendovaginitis und Karpaltunnel-Syndrom

Von Albin Obiltschnig

Einleitung

Obwohl sich die medizinische Wissenschaft schon seit zwei Jahrhunderten mit Irritationssyndromen der peripheren Nerven und den daraus resultierenden Schmerzen beschäftigt, haben diese Irritationssyndrome der peripheren Nerven erst seit der Mitte des vorigen Jahrhunderts an Beachtung gewonnen. Durch Forschung und mehr Wissen über die Entstehung der Kompressionssyndrome hat man auch diese Schmerzsyndrome dann richtig behandeln können, natürlich hauptsächlich durch Operationen.

Forschung

Als Erklärung für die Schmerzsyndrome für zusammengepresste oder geschädigte Nerven wurde speziell bis zu den frühen 1950-er Jahren eine sogenannte „Mononeuritis" als Ursache herangezogen. Bei der Mononeuritis sind mehrere Nervenstämme gleichzeitig oder zeitlich versetzt betroffen, während benachbarte Nervenstämme nicht oder kaum beeinträchtigt sind.

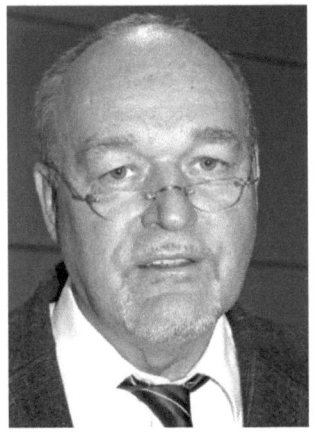

Diese Mononeuritis wurde für isolierte lokale Entzündungen am Nerv verantwortlich gemacht. Bei den Entstehungsgründen spielten meist rheumatische Faktoren eine große Rolle. Erst in den späten 1960-er Jahren wuchs immer mehr Kritik an dieser Idee und Vorstellung. Nun wurde die Ursache für die Entstehung der Schmerzgeschehen mehr bei mechanischen Faktoren vermutet.

Weiter wurde erkannt, dass anatomische Engstellen begünstigend und verantwortlich seien für die Kompression (Druckschädigung) der Nerven und für die daraus resultierenden Schmerzen. Es blieb lange unklar, warum oder durch welche Ursachen solche Schmerzsyndrome gehäuft bei Familien auftraten, auch warum Kompressionssyndrome bei manchen Patienten bestanden und bei anderen, mit denselben anatomischen Veränderungen, nicht, selbst wenn sie ähnliche Unfälle erlitten hatten. Ob ein starkes Schmerzsyndrom entstand, war auch nicht von der Größe eines Nervenschadens abhängig. Bereits kleinste Nerven konnten große Schmerzsyndrome bereiten und umgekehrt entstand selbst bei der Verletzung großer Nerven nur ein geringes Schmerzsyndrom. Einen ähnlichen Effekt kennt man von amputierten Patienten: Der eine ist völlig beschwerdefrei; bei einem anderen entstehen massive Phantomschmerzen da, wo das Körperteil amputiert wurde.

Forschung

Die Rolle der Lyme-Borreliose bei der Entstehung von peripheren Nervenverletzungen

Mit der Entstehung von Schmerzsyndromen hat sich in Deutschland am beeindruckendsten die Gruppe um Karl Bechter, Bezirksklinikum Schwaben, Günzburg auseinander gesetzt. Die Arbeitsgruppe für Psychoimmunologie beschäftigt sich schon sehr lange damit, wie Virus-, Bakterien- und andere infektiöse Erkrankungen psychiatrische Erkrankungen oder Schmerzsyndrome auslösen oder beeinflussen. In der Zwischenzeit wurde auch erkannt und bewiesen, dass einige Virusarten, sowie Bakterien, hauptsächlich das Zytomegalievirus, Retrovirus, Borrelien, Streptokokken, Mumpsvirus, Epstein Barr Virus, Chlamydien und andere Keime diese Schmerzsyndrome oder Veränderungen hervorrufen.

Eine der wichtigsten Publikationen von Bechter, hat meine Arbeit beeinflusst.

„Cerebro spinal fluid may mediate pathogenic effects on nerves via eflux: Hypothesis about unexpected improvement of pain syndroms with cerebro spinal fluid filtration."

Bechter hat hier gezeigt, dass, wenn man den Liquor filtriert, es plötzlich zu unerwarteten Verbesserungen von Schmerzsyndromen kommt. Ausgehend von anderen Arbeiten als Basis für seine Hypothese, bemerkte er, dass ein toxisch entzündlicher Liquorinhalt einen Effekt auch direkt auf periphere Nerven haben kann, zum Beispiel während des sogenannten Efluxes, wenn also der Liquor die Blut-Hirn-Schranke passiert. Durch die Filtration des Liquors konnte eine Verbesserung vorübergehend bei Schmerzsyndromen, wie zum Beispiel dem Guillaine Barré Syndrom, bei bakterieller Meningitis, bei cerebralem Lupus Erythematodes und auch bei therapieresistenter Multipler Sklerose erzielt werden.

Bechter bot mehrere Definitionen der Entzündung in seiner Arbeit an. Die für mich wichtigen Definitionen sind Folgende:

Forschung

Konventionale histopathologisch bzw. virologische Definition: Es findet sich eine sichtbare Infiltration von Entzündungszellen in den Geweben; dies ist nur unter dem Mikroskop zu sehen.

Die weitere Definition von Acc.C. Natan war für mich wichtig. Die Entzündung sei eine komplexe Beziehung von Interaktionen zwischen löslichen Faktoren und Zellen. Dieser Komplex könne in jedem Gewebe als Antwort auf Trauma, Infektion oder nach Ischämie (Minderdurchblutung) oder nach einem toxischen- oder Autoimmunereignis auftreten.

Bereits seit 1994 wurden von mir in verschiedenen Geweben zuerst mittels Kultur, später durch PCR und in letzter Zeit durch Direktnachweis in Operationspräparaten um die Sehne und im Gelenk Borrelia burgdorferi Keime nachgewiesen. Der erste Nachweis stammt aus dem Jahr 1994 bei einer 1966 geborenen Patientin, bei der eine Behandlung auf primär chronische Polyarthritis (PCP) durchgeführt wurde. Hier konnte jedoch eindeutig im Max von Pettenkofer Institut in München Borrelia burgdorferi in der Kultur angezüchtet werden.

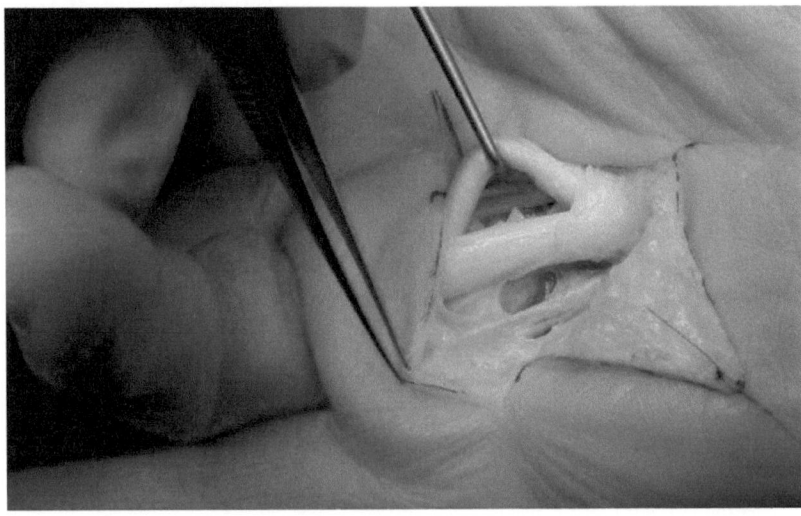

Akute Tendovaginitis: Hier wird ein Nerv dargestellt (N. medianus), der deutlich verdickt und entzündlich verändert ist.

Forschung

Die nächsten Nachweise entstanden durch Anfärbung der Operationspräparate in der Focus Floating Mikroskopy. Hier konnten in 15 Fällen bei Tendovaginitiden, bei Arthritiden, in Riesenzelltumoren und bei Sarkoidose Borrelienkeime nachgewiesen werden. Dies ist also ein Direktbeweis, dass Borrelien Entzündungen der Sehnen, oder des peritendinösen Gewebes hervorrufen können.

Nun zur Rolle, ob eben die Lyme-Erkrankung diese Mononeuritis hervorrufen kann und welchen Stellenwert sie bei der Entstehung von Kompressionssyndromen oder Schmerzsyndromen besitzt. Wenn wir auf die alte Ethologie (Verhaltensforschung) der Mononeuritis zurückkehren, dann ist diese Mononeuritis eigentlich in sehr enger Beziehung zur Lyme-Erkrankung zu sehen, speziell wenn man auf die Definition von Bechter zurückgeht. Denn genau die Borreliose kann Anfangssymptome, wie die Facialisparese oder die Parese des Nervus peroneus hervorrufen, bis zur völligen Lähmung und dies oft als Anfangssyndrom der Erkrankung. Man sollte sich auch noch daran erinnern, dass die Borreliose die Meningopolyradikulitis hervorruft (Bannwarth Syndrom). Diese Symptome sind extrem schmerzhaft und man weiß, dass sie auch von der Borreliose ausgelöst werden.

Wenn man nun diese spontanen Lähmungen, hervorgerufen durch die Borreliose, betrachtet, muss man auch annehmen, dass die Borreliose Schmerzsyndrome erzeugen oder verschlechtern kann. Vor allem, wenn schon vorgegebene Engstellen oder Irritationen des Nervs vorliegen. Wenn nun zu diesen Engstellen auch noch entzündliche Veränderungen des Nervs hinzukommen, dann kann es zu massiven Schmerzsyndromen kommen. Das Selbe gilt für bereits vorgeschädigte Nerven (durch Trauma), wenn ein zusätzliches infektiöses Agens dazukommt.

Eigene Studie mit 102 Patienten

Ich habe versucht zu beweisen, dass Borreliose an Nervenkompressionssyndromen oder massiven Schmerzsyndromen schuld sein kann. In meiner Studie wurden 102 Fälle aus dem

Forschung

Zeitraum von Januar 2009 bis Dezember 2011 aufgenommen; sie alle litten unter schweren Nervenkompressionsyndromen mit massiven Schmerzzuständen. Alle diese Fälle wurden untersucht, operiert und auch nachuntersucht. Es wurden nur Fälle von Nervenkompressionen aufgenommen, die entweder mehr als zwei Mal im selben Gebiet, zum Beispiel Karpaltunnelsyndrom, operiert wurden oder mehrere Nervenkompressionssyndrome in verschiedenen Regionen der oberen und unteren Extremität aufwiesen. Es mussten mindestens drei verschiedene Lokalisationen von Schmerzsyndromen, die operationswürdig waren, vorliegen. Bei allen diesen Fällen wurden entweder vor der Behandlung oder während der Behandlung das komplette Labor abgenommen, also Elisa-Antikörpertest, Immunoblot, CD 57+ und fallweise auch der LTT. Alle diese Laboruntersuchungen von Borrelien und Co-Infektionen wurden bei mir in Österreich (Klagenfurt und Universität Wien) durchgeführt oder im Borreliose-Centrum Augsburg.

Die Diagnose eines Kompressionssyndroms wurde immer nach einem gewissen Schema gestellt. Zuerst erfolgte die Anamnese, dann die klinische Prüfung. Es wurde immer darauf geachtet, ob ein sogenanntes Tinel-Hoffmann Zeichen (Nervenkompressionszeichen/ Spezieller Test zur Untersuchung von peripheren oberflächlich verlaufender Nerven) vorhanden war. Zum Weiteren wurden EMG- (Elektromyografie) und NLG- (Nervenleitgeschwindigkeit) Untersuchungen durchgeführt. Bei unklaren Fällen wurden auch eine Sonographie des Nervs und fallweise auch MRT-(Magnetresonanztomografie) Untersuchungen veranlasst.

Es erfolgten dann Operationen der Kompressionssyndromen in Regionen des Halses, des Kopfes, der oberen und unteren Extremitäten vorne und hinten und im Bereich des Stammes, auch an der Leiste und am Gesäß. Es wurde in der Studie berücksichtigt, ob die Kompressionssyndrome multipel an verschiedenen Lokalisationen oder mehrfach in derselben Region vorkamen.

Forschung

Was war der Beginn der Erkrankung? Oft war es eine Infektion oder ein Unfall. Es wurde auch berücksichtigt, ob außer den Nervenkompressionssyndromen noch Gelenksveränderungen oder andere Krankheitssymptome vorlagen. Bei zusätzlicher Bartonellen- und bei Babesieninfektion zeigte sich eine spezielle Erschwernis der Behandlung und des Kompressionssyndroms. Auch die Co-Infektion mit Chlamydia pneumoniae hatte eine schlechtere Prognose.

Berücksichtigt wurden dann Alter und Geschlecht und es wurden auch die Co-Infektionen beurteilt. Bei den schlimmsten Fällen, zum Beispiel bei einer 21-jährigen Frau, wurden folgende Kompressionssyndrome operiert: Nervus ulnaris, Nervus medianus, Nervus radialis an beiden Ellbogen, Nervus radialis superficialis an beiden Unterarmen; danach zeigten sich zwei weitere Rezidive im Bereich des linken Unterarmes. Es wurden also sechs Operationen an acht verschiedenen Nerven durchgeführt und es traten auch noch drei Rezidive auf. Bei dieser Patientin waren der Elisa und der Immunoblot seronegativ, jedoch der CD 57 mit 2 sehr stark erniedrigt. Die antibiotische Behandlung dauerte dann ein Jahr. Zurzeit zeigt sich bei der Patientin kein Rezidiv mehr im Bereich der oberen Extremitäten, jedoch sind im Bereich der unteren Extremität ein hinteres und vorderes Tarsaltunnelsyndrom (Nervenengpass am Fuß) aufgetreten. Auch die Borreliose hat sich neuerlich verschlechtert. Dies ist nur ein Beispiel, es wurden jedoch dementsprechende, ähnlich geartete Fälle, operiert.

Studien-Ergebnis

Von 102 Fällen waren 60 Prozent im Elisa und Immunoblot Borrelien-positiv. Weitere 13 Prozent waren zwar Elisa- und Immunoblot- negativ, zeigten jedoch einen hochpositiven CD 57-Test. Bei 19 Prozent waren Elisa und Immunoblot Borrelien-negativ. Der CD 57-Test wurde in diesen Fällen nicht gemacht. Bei den letzten 10 Prozent waren Elisa und Immunoblot negativ, jedoch die Co-Infektionen positiv.

Forschung

81 Prozent der Patienten waren Frauen und nur 19 Prozent Männer. Altersmäßig gab es eine Spitze von 30 Patienten zwischen 51 und 60 Jahre alt. Vier Patienten befanden sich im Alter zwischen 20 und 30 und jünger. 12 Patienten waren zwischen 71 und 80 Jahren alt.

Als häufigste Co-Infektionen fanden wir Salmonellen, relativ häufig auch Yersinien und Brucellen, Babesien nur bei vier Prozent der Fälle. Chlamydia pneumoniae waren ebenfalls nur in 15 Prozent als Co-Infektion vorhanden, wobei zugestanden werden muss, dass man in den Jahren 2009 bis 2011 auf Chlamydia pneumoniae noch wenig Augenmerk legte.

Als Ergebnis dieser Nachuntersuchung meiner Patienten kann die Aussage getroffen werden, dass Lyme Borreliose das Gewebe verändert. Wenn man diese Entzündungen, Zellen und Knoten im Bereich der Strecksehnen, Beugesehnen und auch im Gelenk sieht, so kann man erahnen, dass diese verdickten Gewebe, teilweise vor allem, wenn sie sich im Gelenk befinden, durch ein Antibiotikum nicht erreicht werden können. Ich bin der Überzeugung, dass bei bestehenden Kompressionssyndromen, auch wenn die Antibiose erfolgreich war, eine Operation durchgeführt und bei bestehenden Schwellungen des Gelenkes auch die Schleimhaut entfernt werden muss. Unoperierte Entzündungsherde werden eine Borreliose immer wieder verschlechtern, vor allem weil man mit dem Antibiotikum niemals die Bakterien erreicht, vor allem, wenn sie Zystenzellen bilden.

Weiteres Fallbeispiel

Ein 55-jähriger Mann wurde im Januar 2008 wegen eines Prostatakarzinoms mit einer medianen Bauchlaparotomie (Öffnung der Bauchhöhle) operiert. Drei Wochen später hatte er schon eine wesentliche Komplikation mit einem großen postoperativen Hämatom im Bauchraum, das revidiert werden musste. Sechs Wochen später bekam er eine sogenannte Varikozelle (Krampfader) im Bereich des linken Hodens. Hier musste nochmals operiert werden. Jedoch hatte er auch danach Probleme beim Gehen.

Forschung

Die behandelnde Klinikabteilung tat dies als Folge der Karzinom-Operation ab und er müsse sich damit zufrieden geben. Als er im April 2009 das erste Mal zu mir kam, wurde ein EMG durchgeführt und es zeigte sich eine Läsion des Nervus obturatorius im Operationsgebiet. Am 25. August 2009 wurde nun eine Neurolyse (Operation, die die Einengung des Nervs löst) durchgeführt. Dazu musste die gesamte Bauchmuskulatur vom linken Beckenkamm gelöst und dann in der Tiefe der Nervus obturatorius gesucht und frei präpariert werden. Der Patient war nach der schweren fünfstündigen Operation sofort beschwerdefrei und konnte trotz der großen Wunde bereits gehen.

Sechs Tage später hat er jedoch einen Infekt im Bereich des Wundgebietes mit starker Rötung und Schwellung, das CRP (Entzündungswert) stieg auf 40, Fieber hatte er bis 40 Grad Celsius. Das Hämatom wurde sofort operiert. Weil der Patient so viele Komplikationen zeigte, wurde er auf Borreliose getestet. Er war im Elisa und im Immunoblot seropositiv. Der CD 57- Test war positiv. Als Co-Infektion fanden wir Salmonellen, Chlamydia, Bartonellen und Yersinien.

Es folgte eine ausgiebige sechsmonatige Antibiotika-Therapie. Am 29.September 2009 war die Wunde geschlossen. Der Patient konnte normal gehen. Obwohl die Borreliose kein wesentliches Rezidiv zeigte, musste noch als narbige Nachkomplikation die Meralgia paraesthetica operiert werden, und zwar der Nerv im Bereich der Leiste am Austrittspunkt vom Beckenkamm rechts am 4. August 2010 und links am 01.07.2011. Seit dieser Operation ist der Patient jedoch beschwerdefrei. Im Juni 2012 sah man eine völlig reizlos verheilte Narbe ohne Hernienbildung im Bereich der Bauchwand. Der Patient kann die linke untere Extremität von der Unterfläche normal im Liegen heben. Er kann auch das Bein seitlich an den Körper heranführen. Er kann sogar wieder Ski fahren. Auch das Prostatakarzinom blieb ohne Rezidiv.

Forschung

Zusammenfassung:

Wenn sich schwere Komplikationen nach einfachen oder Routineoperationen, wie Hämatombildungen, Infektionen und anderes entwickeln, muss man als Operateur immer an die Anwesenheit einer Lyme Borreliose denken. Wenn sich bei Nervenveränderungen, Nervenkompressionssyndromen und daraus notwendigen Operationen Komplikationen und wiederholte Rezidive ergeben, auch dann muss man bei diesen schweren Verläufen und primär bei komplizierten Fällen mit multilokulärer Entstehung von Kompressionssyndromen an der oberen und unteren Extremität oder am Stamm, die immer wieder auch Rezidive bilden, an die Präsenz von Borreliose denken und man sollte zumindest eine Abklärung versuchen.

Nach meiner Studie ist anzunehmen, dass die Borreliose die Hauptursache für die Entstehung von Schmerzsyndromen auf Grund von peripher Nervenkompressionen darstellt. In fast allen 102 Fällen, oder zumindest in 73 Fällen, waren Borreliosekeime nachweisbar und zusätzlich in zehn Fällen Co-Infektionen; im Rest wurde nur kein CD 57 Test gemacht. In der Mehrheit meiner Fälle waren Borreliose und Co-Infektionen vorhanden waren.

Eine Verbesserung durch die Operation und auch eine Vermeidung von Rezidiven konnte nur durch eine begleitende antibiotische Therapie erreicht werden. Die Studie zeigt auch, dass mit einer Nervenlösung allein ohne antibiotische Therapie keine guten Langzeitergebnisse erreichbar sind und auch kein Rezidiv verhindert werden kann, auch wenn man die Nervenengstelle noch so gut operativ löst.

Die Studie bestätigt ebenfalls, dass viele Patienten mit Borreliose, auch nach durchgeführter antibiotischer Therapie, starke Schmerzsyndrome entwickeln, woran fallweise nicht mehr eine floride Borreliose schuld ist, sondern die Narbenbildungen im Bereich der Engstellen durch Borreliose.

Forschung

Hier wäre eine richtige Abklärung mittels klinischer Untersuchung, EMG, Sonographie, MRT erforderlich, um festzustellen, ob Engstellen vorhanden sind. Bei hochgradigen Nervenkompressionssyndromen reicht keine alleinige antibiotische Therapie, sondern muss eine Operation durchgeführt werden. Auch weitere ausschließlich antibiotische Therapien können bei durch Borreliose hervor gerufenen Kompressionssyndromen keine Verbesserung erzielen.

Der Autor ist Hand- und Unfallchirurg in Klagenfurt, Allgemein beeideter und gerichtlich zertifizierter Sachverständiger. Diese Studie präsentierte er auf dem Europäischen ILADS-Kongress 2012 in Klagenfurt und im November 2012 in Boston, USA.

Notizen von der ILADS-Konferenz Augsburg 2014

Reine Borreliosen sind eine Rarität. 90 Prozent aller Borreliosen sind Mischinfektionen. Im Labor sind regelmäßig zwei, drei oder mehr Erreger nachzuweisen. Borrelien sind in der Lage, die Immunantwort herunter zu regeln oder außer Kraft zu setzen. Das wiederum ist die Eingangspforte für andere Erreger.

87 Prozent der Borreliose-Patienten haben Chlamydia pneumonea, bei den Skandinaviern sind es sogar 100 Prozent. Gegen Süden in Europa nimmt die Häufigkeit ab. Die Symptome sind erkältungsähnlich, Herzrhythmusstörungen, Brustkorbschmerzen, Luftnot, Arthritis, Sehnenscheidenentzündung. Häufige Assoziationen und Fehldiagnosen: Alzheimer, Multiple Sklerose, Chronisches Müdigkeitssyndrom, Herzattacken, Autismus, Parkinson, Rheumatoide Arthritis.

Elisa- und Westernblot-Antikörpertest weisen erhebliche Lücken auf angesichts von rund 300 Borrelien-Spezies weltweit, alleine 100 in den USA.

Gesundheitspolitik

Versicherungsrisiko Borreliose
Renommierte Journalisten gekauft?

Es war ungefähr 2007 oder 2008, als ein durch das ZDF renommierter Rechtsexperte und Kolumnist (siehe auch Seite 123) in deutschen Tageszeitungen vor Rechtsstreitigkeiten gegen Versicherungen warnte. Speziell bei der Lyme-Borreliose habe man schlechte Karten, auf dem Gerichtsweg Leistungen von Versicherungen einklagen zu können. Der Artikel war so geschrieben, dass einem jeder Mut verließ, sich überhaupt mit einem Versicherungsgiganten auseinander setzen zu wollen. Die prophezeite Chancenlosigkeit war abschreckend. Und das war vermutlich auch die Absicht, dieses Artikels.

2014 meldete sich gleicher Kolumnist erneut zum Thema zu Wort. Dieses Mal lobte er die Unfallversicherungen und empfahl, das Risiko der Folgen nach einem Zeckenstich unbedingt nachversichern zu lassen und machte aufmerksam, dass dieses Risiko nicht automatisch in alten Versicherungsverträgen eingeschlossen sei. Sozusagen als Beweis führte er drei Urteile an, wo sich Betroffene die Anerkennung eines Dienstunfalls erfolgreich erstritten hätten.

Zum Hintergrund: Als 2008 die privaten Unfallversicherungen das Risiko Zeckenstiche in ihre Leistungen einbezogen, schien das eine sinnvolle Sache zu sein. Doch die Wirklichkeit nach fünf Jahren sieht deprimierend aus. Als ehemalige Vorsitzende einer Borreliose-Patientenorganisation häufen sich noch heute bei mir Fälle, bei denen die Versicherungen Leistungen ablehnen, weil die Beweisbarkeit einer Borrelien-Infektion selten bis nie durch Zeitpunkt und Ort und erst Recht nicht durch noch immer nicht standardisierte Labortests „mit an Sicherheit grenzender Wahrscheinlichkeit" herbeigeführt werden kann.

Auch ich habe eine reichhaltige Sammlung von Urteilen, allerdings von abgewiesenen Klagen, unter Mitwirkung von bestimmten Gutachtern, die ausschließlich für Versicherungen arbeiten und deren Textbausteine gebetsmühlenartig herunterbe-

Gesundheitspolitik

ten, was dem Richter Aussicht verspricht, den Fall schnell vom Tisch zu bekommen – sprich: abzuweisen. Darin geht es um Borreliose als Berufskrankheit oder privates Ereignis. Im September 2013 fand sogar eine eigene Tagung (Versicherungsforum) statt, um sich abzusprechen, wie derartige Ansprüche abgewehrt werden können. Das Leitbild jenes Versicherungsforums spricht für sich: „Wir bündeln die Interessen der Versicherungsunternehmen und deren Partner und formulieren sie gegenüber politischen Entscheidungsträgern".(Quelle: www.versicherungsforum.de) So sieht die Wahrheit aus.

Bestechung und Bestechlichkeit von Parlamentariern

Jetzt endlich – am 14.11.2014 - ratifizierte Deutschland die am 31.10.2003 verabschiedete Konvention der Vereinten Nationen (UN) gegen Korruption. Die dafür erforderliche Gesetzesänderung des Paragraphen 108eStGB war über Jahre durch alle Parteien ausgebremst worden. Dieser Paragraph ahndet Bestechlichkeit und Bestechung von Mandatsträgern mit Freiheitsstrafe bis zu fünf Jahren oder mit Geldstrafe. Auch die vormaligen Justizministerinnen Zypries und Leutheusser-Schnarrenberger blieben tatenlos. Deutschland befand sich dadurch auf einer Ebene mit Syrien, Sudan und Nordkorea.

Das UN-Übereinkommen behandelt die Verhütung, Ermittlung und strafrechtliche Verfolgung der Korruption sowie das Einfrieren, die Beschlagnahme und die Einziehung von Erträgen aus Straftaten von Mandatsträgern. Definiert sind Volksvertreter des Bundes, der Länder, kommunale Gebietskörperschaften, Gremien einer für ein Teilgebiet eines Landes oder einer kommunalen Gebietskörperschaft gebildeten Verwaltungseinheit, Mitglieder der Bundesversammlung, des europäischen Parlaments, einer parlamentarischen Versammlung einer internationalen Organisation und dem Gesetzgebungsorgan eines ausländischen Staates.

Frage: Ob das der vorherrschenden Anti-Borreliose-Lobby Einhalt gebietet?

Arzt und Patient

Neues Medizin-Wahlfach „Was hab' ich?"

Das Universitätsklinikum Carl Gustav Carus, Dresden, geht bei der Medizinerausbildung neue Wege. Das neue Wahlfach ab dem Wintersemester „Was hab' ich" soll Nachwuchsmediziner trainieren, mit Patienten auf gleicher Augenhöhe zu kommunizieren. Hintergrund ist, dass sie lernen, schwierige Sachverhalte plausibel und für Laien verständlich auszudrücken. Darauf ein dreifach donnerndes Helau.

Die vier Stufen der Patientenkompetenz

Kurzfassung nach einer Arbeit von Christoph Kranich, Verbraucherzentrale Hamburg

Was müssen Patienten wissen und können? Früher genügte es, wenn Patienten zu ihrem Arzt hochblickten und Vertrauen hatten. Aber das hat sich geändert. Heute wollen vor allem junge Patienten mündige Patienten sein und selbst mitbestimmen, was mit ihnen geschieht.

Was ist Patientenkompetenz

Es ist die Kompetenz, die ein Patient braucht, wenn er Patient ist. Das bedeutet für jeden etwas anderes. Der eine wird durch seine Krankheit völlig aus der Bahn geworfen, der nächste integriert diese relativ problemlos in sein Leben, der eine wird bestens behandelt, der andere nur unzureichend oder falsch. Ein großer Teil der Patientenkompetenz ist also sehr individuell und abhängig von der persönlichen Lebenssituation. Patientenkompetenz besteht aus Wissen und Können. Wissen alleine reicht nicht, aber es ist für die nächsten Fähigkeiten, neben Üben, eine notwendige Vorstufe. Dies ist eine Kurzbeschreibung, wie aus einem einzelnen Patienten ein kompetenter Patientenvertreter werden kann.

Erste Stufe: Selbstkompetenz.

Hier geht es um die Bewältigung einer Krankheit, den Umgang mit sich selbst. Was ist das für eine Krankheit? Wie entsteht sie?

Arzt und Patient

Wie wird sie behandelt? Neben der Aneignung des medizinischen Wissens ist es auch wichtig, den Umgang mit diesem Wissen zu erlernen. Zur Selbstkompetenz zählt auch der Umgang mit den Folgen der Krankheit für das übrige Leben. Auf der **zweiten Stufe: Beziehungskompetenz**, geht es um die Beziehung zum Arzt und zu allen anderen therapeutisch Tätigen. Je größer die bereits erworbene Selbstkompetenz, desto eher wird eine fruchtbare Arzt-Patient-Beziehung gelingen. Der Patient soll nicht einfach folgsam sein, sondern ein Partner. Das erfordert auf beiden Seiten die Bemühung, trotz aller Unterschiede, sich auf einer Ebene zu begegnen. Freilich ist der Arzt der Experte für medizinisches Wissen und Können. Aber der Patient ist der Experte für sein Leben, für sein Schicksal.

Dritte Stufe: Sozialkompetenz

Wenn der Patient in einer Selbsthilfegruppe auf andere Personen trifft, die die gleiche Krankheit haben, benötigt er weitere Kompetenzen. Zur Gruppenfähigkeit gehört, dass man sich auch zurücknehmen und auch andere gelten lassen kann. Unterschiedliche Charaktere und Schicksale treffen aufeinander. Vorurteile haben hier nicht zu suchen. Das einzig Verbindende ist die Krankheit.

Vierte Stufe: Demokratiekompetenz

Diese Stufe, die Demokratiekompetenz, stellt die höchsten Anforderungen. Der Patient muss über sich hinauswachsen; denn er ist nun vielleicht Stellvertreter aller Patienten mit dieser einen Krankheit. Auf dieser Ebene muss der Patient über ein fundiertes aktives Systemwissen verfügen. Er muss das Gesundheitssystem in seinen Funktionen kennen und erlernen, wie man es aktiv beeinflussen kann. Auf dieser Stufe vertritt er nicht primär seine eigene Meinung, sondern die der Patientenschaft.

Die ausführliche Arbeit von Christoph Kranich erschien im Bundesgesundheitsblatt 2004 Nr. 10; erhältlich über die Verbraucherzentrale Hamburg. „Was müssen Patienten wissen und können?"

Patientengeschichten

Keine Hilfe für Barbara Pronk

Sie wurde nur 39 Jahre alt, Barbara Pronk aus dem niederländischen Rijswijk. Wenige Tage, bevor sie sich am 19. März das Leben nahm, schrieb sie einen letzten verzweifelten ausführlichen Abschiedsbrief an die Abgeordneten der Zweiten Kammer in Den Haag. Sie bat sie als letzten Wunsch um mehr Aufmerksamkeit und Verantwortung für die Krankheit, die ihr jeden Mut zum Weiterleben nahm. Mehr als neun Jahre vegetierte sie dahin. Erst nach vielen Jahren des Leidens wurde die Lyme-Borreliose diagnostiziert und unzureichend behandelt, wie in fast allen europäischen Ländern. Miranka Mud von der Niederländischen Patientenorganisation berichtete von fünf weiteren Menschen, die sich wegen Lyme-Borreliose im Jahr 2014 das Leben genommen haben und von etlichen, die in letzter Minute gerettet wurden.

7000 Euro für „vermeidbaren Diagnose-Irrtum"

John Brauner, 42, denkt noch immer positiv, obwohl ihn das Leben hart gebeutelt hatte. Seine erste Frau starb bei einem Verkehrsunfall, seine zweite Frau war nicht das Wahre. Seine uneheliche Tochter wird ihm vorenthalten. Nun sitzt er seit fünf Jahren im Rollstuhl. Er ist das Opfer eines gutachterlich bestätigten Diagnose-Irrtums.

Bis zu seinem 36. Lebensjahr war er ein lebenslustiger Mensch mit vielen Hobbys. Er war viel auf Reisen, wanderte in den Bergen, machte Fahrradtouren und arbeitete im Garten. Im Frühjahr 2008 bemerkte er eine Art Sommergrippe an sich, mit Kribbeln, Gliederschmerzen und Müdigkeit. Hinzu kam eine Fußheberparese und er begann zu hinken. Der Orthopäde erzählt etwas von verschlissener Wirbelsäule und verordnete Massage und ein Schmerzmittel.

Im Dezember 2008 spürte er starken Linksdrall beim Gehen, seine linke Körperhälfte war gefühllos. Er hatte Sprechstörungen. Weil er zudem wegen andauernder Übelkeit und Erbrechen innerhalb von sechs Wochen 25 Kilo Gewicht verlor, ließ er

Patientengeschichten

sich in einer Klinik durchchecken. Ziemlich schnell wurde ein Schlaganfall diagnostiziert. Die Ursache sei starker Nikotin- und Alkoholgenuss und ein angeborenen Gendefekt. Der Schlaganfall wurde laut Krankenakte „leitliniengerecht" behandelt. Sechs Wochen Reha folgten. In dieser Zeit fiel ihm auf, dass er Schwierigkeiten beim Wasserlassen hatte. Er spürte den Harndrang nicht. Hinzu kamen Erektionsprobleme. Danach wurde das Laufen wieder schlechter, nun auch rechts. Man verpasste ihm einen Rollator.

An einen Zeckenstich dachte niemand. Es wurde auch kein Antikörpertest veranlasst. Der Gutachter befand aus heutiger Sicht, dass bereits damals kein Zweifel am Vorliegen einer Neuroborreliose hätte bestehen dürfen. Eine Nervenwasser-Untersuchung hätte die vermeintliche Ursache entlarven können. Doch – so das Gutachten – gehöre diese nicht zur Standardabklärung eines Schlaganfalls. Eine weiterführende Diagnostik unterblieb.

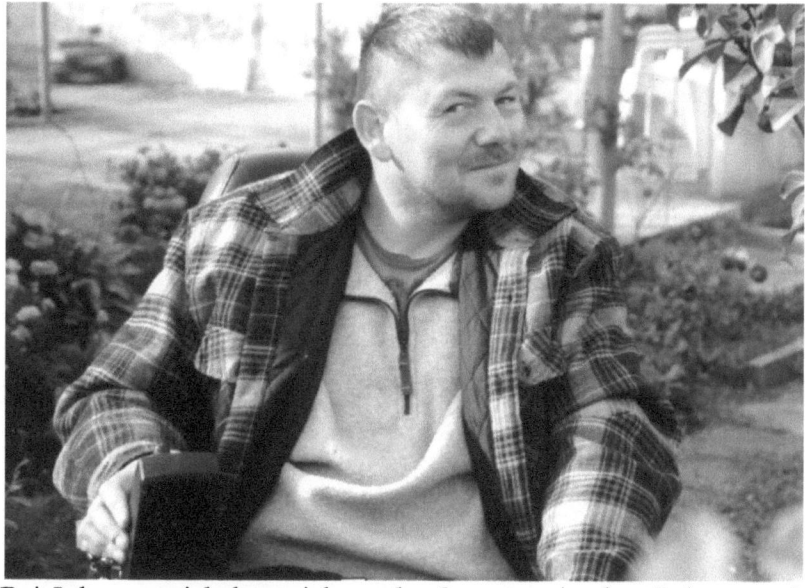

Bei John entwickelten sich starke Spasmen in den Beinen und eine Blasenentleerungsstörung, so dass er sich selbst einen Katheder setzen musste und schließlich eine sogenannte Baclofenpumpe implantiert wurde, die kontinuierlich ein Medikament zur

Patientengeschichten

Milderung der Spasmen in die Rückenmarksflüssigkeit abgibt. Bald konnte er das rechte Bein nicht mehr heben. Innerhalb weniger Monate landete er im Rollstuhl. Als Ursache für diese Verschlechterung wurde eine Pyramidenbahnschädigung diagnostiziert, eine Schädigung der beidseitig angelegten motorischen Nervenbahnen im zentralen Nervensystem.

Etwa ein Jahr nach den ersten Beschwerden brachte Johns Schwester einen Zeckenstich ins Gespräch. Erste Begründung des Arztes fürs Nichtstun: Das könne nicht sein, man habe die Ursache ja bereits gefunden. Doch dann endlich wurden Borrelien-Antikörper und Liquor untersucht. Positiv. Er bekam eine Antibiose. Was oder wie viel und wie lange lässt sich heute nicht mehr erörtern. Die immer schlechter werdende Beweglichkeit schoben die Ärzte auf seinen Bewegungsmangel und Gewichtszunahme. Basta.

John bezieht heute eine Erwerbsminderungsrente von 425,15 € und erhält etwas über 400 € von der Pflegekasse bei Pflegestufe II. Er gilt als bis zu 80 Prozent schwerbeschädigt. Er hat das Glück, dass ihm seine verstorbene Mutter eine Wohnung mietfrei hinterlassen hat. Seit Kurzem wohnt er in einem Projekt für Betreutes Wohnen.

Im Ursprung war er gelernter Keramiker. 1990 erlitt er als Folge eines Arbeitsunfalls einen Trümmerbruch im rechten Fuß. Drei Schwestern und ein Bruder kümmern sich um ihn. Prof. Otto W. Witte vom Universitätsklinikum Jena begutachtete auf „vermeidbaren Diagnose-Irrtum". Das Landgericht Mühlhausen speiste John mit einem Vergleich in Höhe von 7.000 Euro ab, „ohne Anerkennung einer Rechtspflicht". 97 Prozent der Kosten des Rechtsstreits musste John auch noch bezahlen, drei Prozent die Beklagte, das Ökumenische Hainich Klinikum, Jena. Den Namen des Opfers haben wir geändert, den der Täter nicht.

Gab es Konsequenzen in der Klinik? Der Geschäftsführer und zwei der beklagten Ärzte tauchten danach nicht mehr im Team der Webseite auf. Einer von den drei Beklagten ist inzwischen

Patientengeschichten

Chefarzt und trägt den Professorentitel. Er ist Lehrbeauftragter der Justus-Liebig-Universität Gießen.

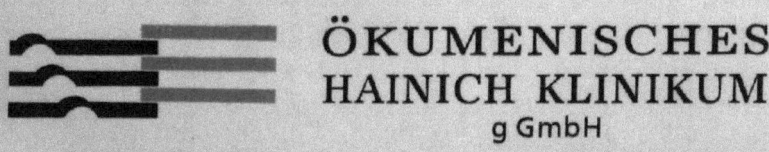

Im Oktober 2014 lud er seine Kollegen ein für eine Lehrveranstaltung „Der interessante klinische Fall". Ganz sicher handelt es sich dabei nicht um Johns Diagnose-Irrtum. Was ist aus der Sicht des Fortbilders daran schon interessant? Vielleicht doch? Wie man sich mit 7.000 Euro aus der Verantwortung für eine verkorkste Lebensprognose rettet?

Lesen Sie dazu auch:

Hirngefäßentzündung bei Neuroborreliose – eine unterschätzte Schlaganfallursache, Fachartikel in der Zeitschrift BORRELIOSE WISSEN Nr. 30; Autor: Prof. Tobias Back, Chefarzt der Neurologie im Sächsischen Krankenhaus Arnsdorf.

Diagnose durch LTT – Tragödien aus Belgien

Solche Geschichten sind keine Einzelfälle. Aber die wenigsten Patienten wenden sich an ihre örtliche Zeitung und – siehe Gekaufte Journalisten, Seite 121 – die wenigsten Medienvertreter sind bereit, über das Elend ihrer Mitbürger zu berichten. Die nachfolgenden Geschichten stammen aus dem flämischen Teil Belgiens, dessen Sprache wir verantwortlich übersetzen können.

"Ik was zo ziek dat ik euthanasie overwoog"

Goele, 33, arbeitete in Hechtel-Eksel als selbständige Architektin, bis sie eines Tages zusammenbrach. Große Müdigkeit und starke Kopfschmerzen. Kurze Zeit später konnte sie weder lesen

Patientengeschichten

noch sprechen. Sie magerte ab. Sie verbrachte ihre Tage nur noch apathisch zwischen Tisch und Bett und dachte an Selbstmord. Angeblich leide sie unter einem Chronischen Müdigkeitssyndrom, sagte der Arzt. Dem roten Ring (Wanderröte) hatte er keine Bedeutung zugeordnet. Da könne man nichts tun. Als letzte Hoffnung ließ sie ihr Blut in Deutschland auf Lyme-Borreliose untersuchen. Positiv. Mehr als ein Jahr wurde sie antibiotisch behandelt und es ging ihr von Woche zu Woche besser. Heute arbeitet sie wieder voll, von 8 bis 17 Uhr.

Ralf Nagel, 20, aus Peer benötigte drei Jahre bis zur richtigen Diagnose. So lange wurde er auf Depression behandelt. Die Mutter erzählte, dass aus ihrem sportlichen gesunden Jungen innerhalb weniger Tage ein schwerkrankes Kind wurde. Ein Arzt in Brüssel tippte schließlich auf Borreliose und veranlasste einen LTT-Test in Deutschland. Seit Ralf behandelt wird, geht es ihm besser, aber er ist noch nicht gesund. „Ich habe drei Jahre meines Lebens verloren, aber nun können wir wieder hoffen".

Nachwort zum LTT

In beiden Fällen entlarvte der Lymphozyten-Transformations-Test (LTT) die Ursache der Krankheit. Dieser Test ist seit Mitte der 1970er Jahre bekannt und wurde 2000 durch Verwendung von rekombinanten Interferon-alpha optimiert Bei mangelhafter Durchführung des komplexen Verfahrens sind falsch positive und falsch negative Ergebnisse möglich. Dieses ist durch aufwendige Vorarbeiten für jedes zu testende Antigen allerdings weitestgehend auszuschließen.

An mehreren Universitätskliniken und spezialisierten Instituten ist das Verfahren nach DIN 15189 akkreditiert. Mit fehlerhaften Ergebnissen ist zu rechnen, wenn im durchführenden Labor keine ausreichende Erfahrung mit der Zellkultur vorliegt. Dies ist noch häufig der Fall, weshalb der Test bisher in nur wenigen Instituten (drei in Deutschland) eine Routinediagnostik darstellt. Der Test ist methodisch sehr anspruchsvoll und damit teuer. (Quelle: Wikipedia) Bis 2008 wurde er von den Gesetzlichen Krankenkassen übernommen, dann – vermutet werden gezielte

Patientengeschichten

lobbyistische Falschinformationen - aus dem Leistungskatalog genommen. Auch die aktuelle AWMF-Leitlinie „Neuro-Borreliose" verunglimpft den LTT. Deren federführender Autor Sebastian Rauer ist neben seiner Tätigkeit als Neurologe an der Uni Freiburg auch Hersteller von Borreliose-Antikörper-Suchtests.

Patientenbericht Marshall Protocol

Ich bin 73 Jahre alt und hatte vor 16 Jahren eine Wanderröte, die mit 20 Tabletten Doxycyclin (200 mg) behandelt wurde. Danach ging es mir acht Jahre lang schlecht und manchmal sehr schlecht. Drei Mal wurde ein Antikörpertest gegen Borrelien veranlasst, der immer negativ war, und deshalb hatte ich angeblich keine Borreliose.

2005 wurde meine Borreliose endlich diagnostiziert und ich wurde über sechs Jahre hochdosiert mit Antibiotika behandelt. Dadurch verschwanden einige Symptome wie Blutdruck-Spitzen und anderes, was mein Leben schon erleichterte. Starke Durchfälle und große Schlappheit in Behandlungspausen blieben sehr lästig. 2006 wurde eine Polymyalgia rheumatica (entzündlicher rheumatischen Schmerz an mehreren Muskeln) erkannt. Eine Kortisonbehandlung war erforderlich.

Obgleich die behandelnde Ärztin große Zweifel am sogenannten Marshall Protocol (MP) hegte, entschloss ich mich zu dieser Behandlung. (www.mpkb.org/ Borreliose-Jahrbuch 2011) Mein starker Wille ließ mich alle anstehenden „Hochs" und „Tiefs" durchhalten. Auch mit den einschränkenden Vorschriften habe ich mich arrangiert: Spezialbrille, komplette Körperbekleidung und Sonnenschutzcreme für das Gesicht, Vermeidung Vitamin-D-haltiger Nahrungsmittel wie Leber, Eier, Seefisch.

Der völlige Verzicht auf Kortison klappte bei meiner langwierigen Erkrankung und meinem „zarten" Alter leider nicht, so dass ich wegen zu starker Schmerzen durch Gelenksentzündungen erneut zu einer kleinen Dosis Kortison zurückkehren musste.

Patientengeschichten

Mein heutiges Befinden nach 1 ¼ Jahren MP sieht so aus: Ich bin nicht symptomfrei, fühle mich aber deutlich gebessert. Ich kann meinen Alltag bewältigen, kann auch verreisen und Feste feiern, bin nur selten schlapp und habe Freude am Leben. Jüngere Menschen sollen angeblich durch das MP völlig gesunden. Ich bin auch so zufrieden, auch weil ich von den heftigen Nebenwirkungen der Antibiotika befreit bin.

Die Autorin ist Mitglied der Patientenorganisation Borreliose und FSME Bund Deutschland und möchte anonym bleiben.

Herxheimer-Reaktion (HR) bei Borreliose

Zitatensammlung, Erklärung, Erfahrung, Behandlung
von Wolfgang Maes, aktualisiert 10/2014

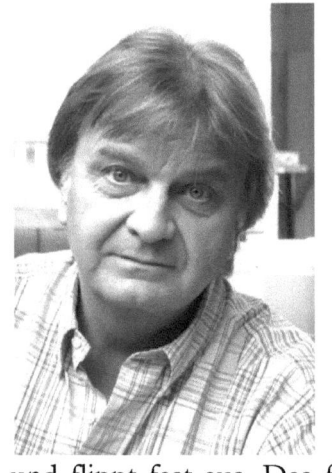

Wenn Antibiotika oder andere Bakterienvernichtende Therapien bei Infektionen mit Spirochäten (das sind Bakterien wie Treponema, welche Syphilis verursachen, oder Borrelia, die Erreger der Borreliose) bombig wirken und das erhoffte große Sterben der Krankmacher stattfindet, ist unser hiervon überrumpeltes Immunsystem maximal gefordert und oft überfordert. Es ist mit Mengen von Bakterienleichen und ihren Stoffwechselprodukten und Giften konfrontiert und flippt fast aus. Das führt zu heftigen Entzündungsreaktionen, die kurzfristig massive Beschwerden nach sich ziehen. Dem Betroffenen geht es elend: Schmerzen, Schüttelfrost, Schwindel, Erschöpfung, Jucken, Blutdruck, Schweiß, Kälte, Müdigkeit, Angst, Depression und anderes. Die Tragik: Wegen der unerwartet starken „Nebenwirkungen", die eigentlich gar keine sind, sondern potente Wirkungen und der Beweis für einen absolut effektiven Therapieerfolg, wird vom verunsicherten Arzt oder verängstigten Patienten die Behandlung abgebrochen. Man

Patientengeschichten

meint voreilig und unwissend, man vertrage die Behandlung nicht, schwört voller Schreck gar, dass man solche Therapien nie mehr macht und übersieht, dass man oft Jahre lang verzweifelt nach einer solch wirklich wirkenden Therapie gesucht hat.

Expertenzitate

Dr.med. Joseph J. Burrascano, USA

"Einige Tage nach dem Beginn einer angemessenen antibiotischen Therapie kommt es zu massiven Symptomen, da beim Zerfall der Borrelien größere Mengen Antigen-Materials und möglicherweise Bakterientoxine freigesetzt werden. Dies nennt man eine HR-artige Reaktion. Da es 48 bis 72 Stunden dauert, bis die Bakterien durch Antibiotika abgetötet werden, tritt auch die HR verzögert ein. Hier besteht ein Unterschied zur Syphilis, bei der sie innerhalb weniger Stunden einsetzt." (2005)

"In solchen Fällen sollte die Dosierung der Medikamente zeitweise eingeschränkt oder die Behandlung für einige Tage ausgesetzt werden. Dann beginnt man wieder mit einer geringeren Dosierung. Wenn es gelingt, die Therapie fortzusetzen und dem Patienten über diese harte Zeit hinwegzuhelfen und mit der Behandlung fortzufahren, bessert sich sein Zustand dramatisch. Wird die Therapie zu diesem Zeitpunkt jedoch abgebrochen und nicht bald wieder aufgenommen, muss in der Regel wegen anhaltender oder wieder auftretender Beschwerden mit einer weiteren Behandlung begonnen werden. Patienten, die in der vierten Woche der intravenösen Therapie starke HRen erleben, benötigen weitere Antibiotika für mehrere Monate." (1996)

Dr.med. Cecil L. Jadin, Johannesburg

"Die HR ist die Folge von massiv absterbenden Bakterien, schneller als der Körper es bewältigen kann. Sie tritt auf, wenn Antibiotika Bakterien verletzten oder töten und diese ihre Stoffwechselprodukte wie Endotoxine in das Blut und die Gewebe abgeben, eine plötzliche und überschießende Entzündungsantwort und/oder Immunreaktion provozierend.". "Die HR tritt je nach Krankheit und Antibiotika

Patientengeschichten

nach ein bis zwei Stunden bis zehn Tagen nach Beginn der Antibiotika-Einnahme auf." ... "Einige nicht-antibiotische Anwendungen wie Sauerstoffatmen und Glutathion können ebenfalls einen HR-artigen Effekt auslösen."

Die häufigsten Symptome: Muskel- und Gelenkschmerzen, Kopfschmerz, Frieren, heftiges Transpirieren und Nachtschweiß, Übelkeit, Knochenschmerzen, geschwollene Drüsen, aufgedunsen, aufgebläht sein, Harndrang, Verstopfung oder Durchfall, Fieber (meist nur niedrig), niedriger Blutdruck, Juckreiz, Nesselsucht, Hautausschlag, heftiges Herzklopfen, beschleunigter Herzschlag, Herzrhythmusstörungen.

Behandlung: Probenecid (Gichtmittel), Antihistamine (Allergiemittel), Meptazinol und Novalgin (Schmerzmittel), Aspirin, muskelentspannende Medikamente, blutverdünnende Supplemente (2 Teelöffel Zitronensaft und ein Teelöffel kaltgepresstes Olivenöl in Grapefruitsaft), heiße Bäder (mit 1 Tasse Salz, 1 Tasse Soda, 1 Tasse Aloe vera, Badewasser heiß halten für ½ bis 1 Stunde, dabei 2 Liter warmes Wasser oder dünnen Kräutertee trinken), ruhiges Atmen (Hale's breathing), Kontrolle von Panikattacken, Angst und Verwirrung (hierbei Problemverstärkung durch Zusammenziehen der Blutgefäße). Kein Bromelain; denn Enzyme wie Bromelain und Serrapeptase können die durch Antibiotika ausgelöste Reaktion verschlimmern.

Dr.med. Brian A. Fallon, USA

"Beinahe die Hälfte der Patienten in unserer Studie berichteten von einer vorübergehenden Symptom-Verschlechterung während der ersten Tage der antibiotischen Behandlung. Man nimmt an, dass die Verschlechterung während der Einleitung einer Antibiotika-Therapie eine Variante der HR ist, wie sie bei der Behandlung der Syphilis beobachtet wird. Bei der Borreliose jedoch kann diese HR einige Tage oder länger andauern - und kann Patienten erschrecken, die eine Besserung, nicht aber eine Verschlechterung ihrer Symptome erwarten. Die Reaktion kann manchmal schwer von einer allergischen Reaktion auf

Patientengeschichten

das Medikament zu unterscheiden sein, ein Unterschied mit offensichtlicher und entscheidender Bedeutung für die Therapie."

"Die HR kann als ein Verschlechtern von psychiatrischen Symptomen in Erscheinung treten: Einige der Patienten in unserem Beispiel bekamen Panikattacken erstmals und ausschließlich zu Beginn der Antibiotika-Behandlung. Andere haben eine Steigerung von depressiven Symptomen, Suizidalität oder Angstzuständen berichtet. Viele berichteten von erschreckend zunehmenden Reaktionen und Photophobie während der ersten paar Tage der antibiotischen Behandlung."

Dr.med. Ritchie C. Shoemaker, USA

Nach Shoemaker geht es bei der Borreliose und bei vielen rezidivierenden Entzündungen und hartnäckigen Erkrankungen wie Fibromyalgie, Asthma, CFS (Müdigkeitssyndrom), MCS (Chemikaliensensitivität), Neuropathien, Muskelschmerzen, Kopfschmerzen, Reizdarm, Allergien, Hautprobleme, unspezifische Bauchschmerzen, Kurzatmigkeit, Depression, kognitive Beeinträchtigungen... um chronische, durch Neurotoxine verursachte Krankheiten (engl.: CNTI, chronic neurotoxin-mediated illness). Betroffen seien Nerven, Muskeln, Gehirn, Augen, Nebenhöhlen, Lunge, Magen-Darmtrakt, Gelenke und Haut.

"Neurotoxine aktivieren eine übermäßige Ausschüttung von entzündungsfördernden Zytokinen." Hierzu gehören Interferone, Tumornekrosefaktoren, Interleukine. *"Es kommt zu einer Kaskade von Entzündungseffekten mit einer Reihe schwerwiegender Folgen."*

"Keine andere CNTI ist mit solch einem Ansturm von Zytokinwirkungen verbunden wie der Therapiebeginn bei der chronischen, neurotoxischen Lyme-Borreliose."... "Wenn es zu einem raschen Anstieg von Tumornekrosefaktoren kommt, sei es auf Grund einer antibiotischen Behandlung oder einer mit Colestyramin, dann sind die Folgen vorhersehbar: Die Patienten fühlen sich schrecklich!"

Patientengeschichten

Behandlung: Avandia (Rosiglitazon) und Actos (Pioglitazon), zwei Medikamente, welche die Zytokinwirkung aufheben (ursprünglich zur Behandlung der Insulinresistenz).

Dr. Trevor Marshall, USA

"Unter der Therapie mit Olmesartan allein oder mit Minocyclin zusätzlich muss im Rahmen des Marshall Protocol jederzeit und immer wieder mit heftigen Symptomverschlimmerungen und HRen gerechnet werden."

Diese Reaktionen seien unvermeidlich, ausdrücklich erwünscht und ein sicherer Beweis für den Erfolg, nämlich für die immer weiter absterbenden Bakterien. Außerdem sei ein therapeutischer Effekt an Hand immer weniger auftretender Reaktionen feststellbar.

Behandlung: Zur Verbesserung der Herxheimer-Beschwerden empfiehlt Marshall das Bioflavonoid Quercetin, drei- bis viermal täglich jeweils 500 mg.

Donna Herrel, USA

"Es wird angenommen, dass die Ursache der HR bei Borreliose durch Endotoxine ausgelöst wird. Das sind Toxine innerhalb der Spirochäte, die freigesetzt werden, wenn die Borrelien abgetötet oder aufgebrochen werden. Dies könnte eine direkte Folge des Toxins oder die Immunantwort des Körpers darauf sein."

Behandlung: Aspirin, Entzündungshemmer, Muskelrelaxans, Schmerzmittel, heiße Bäder.

Dr.med. Dieter Hassler, Kraichtal

"Bei Therapiebeginn ist mit der Möglichkeit einer HR zu rechnen: Der Patient wird nach wenigen Stunden blass, bekommt manchmal Schüttelfröste und eventuell Fieber und eine Vasokonstriktion (Engstellung der Gefäße). Am zweiten Tag kehrt sich dieser Effekt um: Der Blutdruck fällt in Folge starker Vasodilatation (Erweiterung der Blutgefäße), der Patient zeigt Gesichtsrötung, klagt über Abgeschla-

Patientengeschichten

genheit, Kopf- und Muskelschmerzen. Am dritten Tag verschwindet in der Regel diese Reaktion, Gelenkbeschwerden können sich allerdings protrahiert (verzögert) über mehrere Tage deutlich verschlechtern. Gelenkergüsse können sogar erstmalig unter Therapie auftreten."

"Bei Infusionsbehandlung mit einem der Cephalosporin-Präparate (Rocephin und andere) ist die HR praktisch immer zu beobachten. Tritt sie überhaupt nicht auf, sind Zweifel an der Diagnose erlaubt. Die Reaktion wird mit großer Wahrscheinlichkeit durch die Freisetzung von Zytokinen wie dem Tumornekrosefaktor (TNF) bzw. Interleukin 1 (IL-1) aus stimulierten Makrophagen (Fresszellen, weiße Blutkörperchen) ausgelöst."

"Zur Prophylaxe der Herxheimer-Reaktion hat sich zum Beispiel Solu-Decortin (Prednisolon) in einer Dosierung von 250 mg i.v. eine Stunde vor der ersten Antibiotikainfusion bewährt. Die Reaktion wird durch die Corticoid-Prophylaxe nicht vollständig, aber weitgehend unterdrückt. Wir geben als Prophylaxe auch 80 mg Volon solubile i.v. 45 Minuten vor der ersten Infusion. Dies ist eine Sicherheitsmaßnahme. Viele Kliniken verzichten darauf."

Dr.med. Hans Horst, Ratzeburg

"Nach Einleitung der antibiotischen Behandlung kann bei der Lyme-Borreliose sowie bei Syphilis eine Jarisch-Herxheimer-Reaktion (HR) auftreten. Sie wird wahrscheinlich durch die Freisetzung von Lipopolysacchariden aus B. burgdorferi ausgelöst. Am häufigsten ist eine Fieberreaktion, begleitet von Frösteln und Schüttelfrost. Außerdem kann es zur Verstärkung bereits zuvor vorhandener Krankheitssymptome kommen: verstärkte Abgeschlagenheit, Myalgien und Kopfschmerzen, Zunahme von Rötung und Schwellung, verbunden mit Schmerzen, Juckreiz oder Brennen im Erkrankungsherd. Abgesehen von dieser meist wenige Stunden nach Behandlungsbeginn einsetzenden HR im engeren Sinne können entsprechende Reaktionen auch verzögert, das heißt zwischen dem zweiten und 20. Behandlungstag auftreten."

Patientengeschichten

Dr.med. Klaus Mikits / Prof. Dr.med. Helmut Hahn, Charité Berlin

"Die Reaktion ist eine Freisetzung entzündungsinduzierender Bakterienbestandteile."

Prof. Dr.med. D. Adam, München

"Ausdruck eines raschen Zellzerfalls und Freiwerdens von Bakterientoxinen."

Prof. Dr.med. Fred Hartmann, Ansbach

"Spirochäten wie Borrelia burgdorferi können, wie andere Bakterien auch, Neurotoxine bilden."... "Die Freisetzung von entzündungsfördernden Zytokinen nach der Aktivierung durch Neurotoxine ist wahrscheinlich die Hauptursache der multiplen Symptome."

"Tritt eine Jarisch-Herxheimer-Reaktion oder eine ähnliche Intensivierungsreaktion bei chronischer Borreliose auf, sollte man versuchen, durch die Verordnung von zum Beispiel Actos eine Minderung der Beschwerden herbeizuführen."

HBO-Druckkammerzentrum, Freiburg

90 Patienten nahmen an einer Studie teil. Bei allen scheiterte zuvor eine intravenöse Antibiotika-Therapie, welche bei manchen Patienten bis zu fünf Jahre lang durchgeführt wurde und das Krankheitsbild sogar noch verschlechterte.

"Bei allen Patienten zeigte sich vier Tage nach Beginn der hyperbaren Sauerstoff-Therapie in der Druckkammer eine HR. Alle außer vier Patienten zeigten eine signifikante Besserung nach Beendigung des Behandlungsregimes. Nachdem sie sich von der HR erholt hatten, zeigten ungefähr 70 Prozent der Patienten eine anhaltende Besserung, während andere erneute Krankheitsschübe aufwiesen, aber im weiteren Verlauf ebenfalls Besserung durch erneute Behandlung erfuhren."

Wikipedia (Internet-Enzyklopädie)

"Die Herxheimer-Reaktion (auch Jarisch-Herxheimer-Reaktion oder kurz Herx) ist eine bis zu mehreren Tagen dauernde Reaktion des

Patientengeschichten

Körpers auf Bakteriengifte (Endotoxine), die durch den therapiebedingten Zerfall einer großen Menge von Erregern entstehen und zur Freisetzung von Entzündungsbotenstoffen führen. Die Bezeichnung geht auf Adolf Jarisch senior (1861-1942) und Karl Herxheimer (1861-1944), die beide Dermatologen waren, zurück. Die erste Beobachtung trat nach der Behandlung der Syphilis auf."

"Möglicherweise muss bei allen effektiven Therapien gegen Spirochäten mit einer HR gerechnet werden. Sie tritt typischerweise bei der antibiotischen Therapie der Syphilis auf, aber auch bei anderen Spirochätosen wie bei Borreliosen, der Frambösie, der Leptospirose, bei Typhus abdominalis (Erreger: Salmonella typhi) sowie einige andere bakterielle Infektionen. Bei der Borreliose soll diese Reaktion bei circa 20 Prozent der Patienten auftreten, bei der Primosekundärsyphilis wird sie sehr häufig, bei Neurosyphilis aber nur in ein bis zwei Prozent der Fälle beobachtet."

"Typische Symptome sind plötzlich auftretendes Fieber (auch mit Schüttelfrost) sowie eine Verschlimmerung der Symptome der ursprünglichen Infektionskrankheit. Im Prinzip können diese Symptome als ein Anzeichen der Wirksamkeit einer effektiven Therapie angesehen werden. Nach Beginn einer effektiven Antibiotika-Behandlung kann es im Rahmen einer Herxheimer-Reaktion zu einer Gefäßverengung mit Blutdruckanstieg, Blässe und Schüttelfrost kommen. In der Folgezeit kann die Symptomatik ins Gegenteil umschlagen. Es kommt dann zu einer Gefäßerweiterung mit Hautrötung und Blutdruckabfall. Das kann einhergehen mit Kopf-, Muskel- und Gelenkschmerzen, großer Müdigkeit und Abgeschlagenheit."

"Die Ursache für diese sogenannte HR im Rahmen einer antibiotischen Behandlung wird bislang auf eine Reaktion des Komplementsystems auf den Zerfall von Bakterien, insbesondere von Spirochäten, zurückgeführt. Dr. D. Hassler, ein Borreliose-Spezialist führt an, dass diese Reaktion mit großer Wahrscheinlichkeit durch die Freisetzung von Tumornekrosefaktor (TNF) bzw. Interleukin-1 (Il-1) ausgelöst

Patientengeschichten

wird. Durch eine prophylaktische Kortisontherapie sowie andere Maßnahmen (vermehrtes Trinken, Bäder) können die Symptome günstig beeinflusst werden."

DocCheck-Flexicon (Internet Medizinlexikon)

"Die Jarisch-Herxheimer-Reaktion ist eine immunologische Reaktion des Organismus auf die Anbehandlung von Infektionskrankheiten mit Antibiotika Sie findet nicht nur bei der Behandlung der Syphilis statt, sondern beispielsweise auch während der Therapie der Leptospirose, Lepra, Lyme-Borreliose, Meningitis, Rückfallfieber."

Pathophysiologie: „Durch den massiven Zerfall großer Mengen von Bakterien nach Einleitung der antibiotischen Therapie kommt es zur Freisetzung von bakteriellem Endotoxin, welches zur Freisetzung von Entzündungsmediatoren führt."

Symptome: „Fieber, Kopfschmerz, Arthralgien und Myalgien, Übelkeit, Exazerbation von Exanthemen. Die Beschwerden halten in der Regel wenige Stunden an. Bei schwerem Verlauf ist die Dekompensation des Kreislaufs mit Ausbildung eines Schocks möglich."

Therapie: „Zur Verhinderung und/oder Abschwächung der Reaktion hat sich die Gabe von Glukokortikoiden vor der Gabe eines Antibiotikums als nützlich erwiesen."

Pschyrembel

"Definition: Reaktion auf Endotoxine, die durch den Zerfall von Treponema pallidum nach der ersten Injektion eines Antibiotikums frei werden; Temperaturerhöhung, grippeähnliche Symptome, Anstieg proinflammatorischer Zytokine (Tumor-Nekrose-Faktor), Verschlimmerung oder Auftreten noch nicht sichtbar gewesener klinischer Erscheinungen, besonders bei Früh- und Spätsyphilis; ähnliche Reaktionen können bei der Therapie von Typhus abdominalis, Rückfallfieber und Leptospirosen auftreten."

Patientengeschichten

"Therapie: Kortikoid-Stoßtherapie; einschleichende Antibiotika zur Prophylaxe sinnlos."

Der Brockhaus - Gesundheit

"Jarisch-Herxheimer-Reaktion: Reaktion des Körpers auf Giftstoffe (Toxine), die durch den Zerfall von Bakterien unter antibiotischer Behandlung frei werden. Sie äußert sich in Fieber (39-40 °C), allgemeinem Krankheitsgefühl und Hautausschlag."

Roche Lexikon Medizin

"Reaktion auf die durch vermehrten Spirochätenzerfall frei werdenden Toxine."

Merck MSD Manual

"Über 50 Prozent der Patienten mit früher infektiöser Syphilis, insbesondere jene mit sekundärer Syphilis, entwickeln innerhalb von sechs bis zwölf Stunden nach antibiotischem Behandlungsbeginn eine sogenannte HR. Diese manifestiert sich in allgemeinem Krankheitsgefühl, Fieber, Kopfschmerzen, Schweißausbruch, Schüttelfrost oder in einer kurzzeitigen Verschlimmerung der syphilitischen Hauterscheinungen. Die Reaktion verschwindet gewöhnlich innerhalb von 24 Stunden und schadet dem Patienten nicht."

"Bei Patienten mit progressiver Paralyse und hoher Leukozytenzahl im Liquor können starke Zustände wie Krampf- oder Schlaganfälle auftreten. Die HR kann mit einer Antibiotika-Allergie verwechselt werden und bei Personen, die wegen anderer Erkrankungen mit Treponemen-wirksamen Antibiotika behandelt werden, Hinweis auf eine gleichzeitig bestehende Syphilis sein."

Beipackzettel des Antibiotikums Cefuroxim

Bei der Behandlung der Lyme-Borreliose mit Cefuroxim sei "häufig eine HR" beschrieben worden. Sie äußere sich "in Form von Fieber, Schüttelfrost, Kopfschmerzen und Gelenkschmerzen". Hierbei handele

Patientengeschichten

es sich "um eine natürliche Abwehrreaktion auf die Freisetzung von Bestandteilen zerfallender Krankheitserreger".

Anmerkungen

Die Herxheimer-Reaktion soll nach Meinung einiger Spezialisten die Folge des massiven Zerfalls von Bakterien sein, der Körper sei überfordert mit der Kompensierung und dem Abtransport der getöteten Keime. Andere sagen, freigesetzte Bakterientoxine (Endotoxine, Neurotoxine) oder sonstige Bakterienstoffwechselprodukte seien verantwortlich. Wieder andere gehen davon aus, dass es überschießende Immunreaktionen sind, dabei an erster Stelle inflammatorische Zytokinaktivitäten. Wahrscheinlich geht es um eine Kombination dieser (und möglicherweise noch weiterer?) Abläufe.

Manche sagen, die Reaktion träte schon einige Stunden nach der ersten Antibiotikagabe auf, andere, sie käme erst später nach längerer Antibiotika-Einnahme, typischerweise nach zwei bis vier Tagen, manchmal bis zu zehn Tagen, eventuell sich nach vier oder mehr Wochen wiederholend. Eine Veröffentlichung spricht davon, dass die Reaktion jederzeit auftreten könne, auch erst nach Wochen einer antibiotischen Therapie. Manche Betroffene berichten während einer Antibiose von ständigen HRen über längere Zeit wie etwa Wochen oder Monate. Das dürfte unwahrscheinlich sein und erinnert eher an Symptomverschlimmerungen oder Medikamentennebenwirkungen. Man spricht in solchen unklaren aber dennoch durchaus beschwerdereichen Fällen eher von HR-artiger oder HR-ähnlicher Reaktion. Klarheit über das Vorliegen einer „echten" HR oder einer HR-artigen Reaktion bringen neben der klinischen Symptomatik auch Laboruntersuchungen (Immunprofil, Zytokinprofil, Entzündungswerte...).

Einerseits ist eine deutliche HR der sichere Beweis für das massive Absterben von infektionserregenden Bakterien, also der erfolgreichen Antibiotikawahl. Die amerikanerische Expertin Donna Herrel: „Das Gute daran ist, dass die HR anzeigt, dass die verabreichten Antibiotika tatsächlich wirksam sind, und dass

Patientengeschichten

jeder Verschlechterung eine umso größere Verbesserung folgen kann." Andererseits weist die HR auf eine eventuell zu hohe Dosierung des Medikamentes hin, weil der Körper mit der hohen Last der zu schnell und zu zahlreich abgestorbenen Keime und/oder ihrer freigesetzten Toxine, Lipide, Proteine oder anderer Stoffwechselprodukte überfordert ist und mit überschießenden immunologischen Aktivitäten reagiert, was wiederum zu Entzündungskaskaden mit kritischen Folgen führt.

In Frage kommen auch genetische Aspekte und die Frage, wie Medikamente verstoffwechselt werden und wie der Körper fähig ist, Toxine zu kompensieren. Einige Ärzte geben zu bedenken, dass sehr heftige HRen schwere oder gar irreparable biologische Schäden hinterlassen können, wie solche am Immunsystem oder in den Blutgefäßen und Geweben. Deshalb sollte eine solche Reaktion möglichst moderat gehalten werden, was vorab schwer einzuschätzen ist. Eine Möglichkeit wäre das langsame Einschleichen von Antibiotikagaben, das gilt besonders bei langjährigen chronischen Infektionen, denn hier bestünde die besondere Gefahr einer körperlichen Überforderung durch eine anfangs zu hohe Antibiotikakonzentration. Eine andere Möglichkeit sei die prophylaktische intravenöse Gabe von Cortison vor der ersten Antibiose.

Andere Ärzte berichten und beruhigen, eine HR sei harmlos. Wichtig sei das sofortige Absetzen des Antibiotikums im Falle einer HR. Bald könne dann wieder mit der Therapie begonnen oder weitergemacht werden, anfangs jedoch besser mit niedrigeren Dosen einschleichend. Es scheint auch wichtig zu sein, mit dem gleichen Antibiotikum weiterzumachen, erstens, um Resistenzen vorzubeugen und zweitens, weil die Reaktion einen antibiotischen Erfolg erwarten lasse. Eine zweite Reaktion nach Wiederbeginn sei dann eher selten und wenn, dann schwächer.

Viele Betroffene setzen - wie eingangs bereits erwähnt - nach einer HR das Medikament ab, weil sie es vermeintlich "nicht vertragen", darauf "allergisch reagieren" oder die "Nebenwirkungen zu hoch" seien. Das ist falsch und schade, zeugt die Reaktion doch von der Wirkung des Medikamentes. Es muss zwischen Unverträglichkeit, Allergie, Nebenwirkung und HR differenziert werden. Die HR kocht eher die schon lange gut bekannten Infektionssymptome hoch; eine Nebenwirkung kann ganz andere, bisher noch unbekannte Effekte zeigen. Wenn ein Borreliosebetroffener üblicherweise zu Muskel- und Gelenkschmerzen, Krämpfen, Schwindel, Herzproblemen, neurologischen Sensationen, Ohrenrauschen und Müdigkeit neigt, und diese Beschwerden werden unter der Therapie viel schlimmer, dann geht es eher um eine HR. Wird ihm jedoch bis zum Erbrechen übel, melden sich Durchfälle oder gibt es Hautallergien, Probleme, die für ihn neu und zudem im Beipackzettel des Medikamentes beschrieben sind, so geht es eher um eine Unverträglichkeit oder Nebenwirkung.

Man geht allgemein davon aus, dass typische HRen nur beim Abtöten von Keimen aus der Gruppe der Spirochäten auftreten (Borreliosen, Syphilis, Leptospirose, Framboesie), nicht bei anderen Bakterien und Parasiten. Einige berichten auch über Mykobakterien (Tuberkulose, Lepra), Salmonellen (Typhus) und Erreger der Hirnhautentzündung (Meningitis, vor allem Neisseria) sowie Hefepilze (schwere Candidainfektionen). Dabei werden fast immer Antibiotika als Auslöser einer HR erwähnt, manchmal auch hoch dosierter Sauerstoff (HBO), Hyperthermie (Fiebertherapie) oder hoch dosierte Medikamente wie Glutathion, Colestyramin oder Angiotensin-II-Antagonisten (Olmesartan), Zeichen für den Bakterien-(zer)störenden Effekt auch solcher Anwendungen.

Es gibt unter den Ärzten und Borreliose-Experten noch Widersprüche in Sachen HR. So geht Dieter Hassler aus Kraichtal davon aus, dass bei einer intravenösen Antibiotika-Therapie gegen Borrelien "die HR praktisch immer zu beobachten" sei und ergänzt: "Tritt sie nicht auf, sind Zweifel an der Diagnose erlaubt." Und der Zürcher Internist Norbert Satz meint das Gegenteil, er habe "in keinem einzigen Fall" bei "ungezählten Patienten" eine solche Reaktion beobachtet, vermutet hinter solchen Sympto-

Patientengeschichten

men doch eher "Nebenwirkungen von Antibiotika". An anderer Stelle räumt er ein, dass sie "ein positives Therapiezeichen als Ausdruck des Bakterienzerfalls aufgrund der Antibiotikawirkung sei und "allenfalls zusätzlich mit Steroiden" angegangen werden müsse. Die Behandlung abzubrechen, würde nichts bringen, "da die Reaktion zum Zeitpunkt des Abbruchs im vollen Gange ist" und es sich "ohnehin um eine Anfangsreaktion handelt".

Anmerkung am Rande: PCR-Untersuchungen (DNA-Analysen) von Körperflüssigkeiten, wie zum Beispiel Urin, dürften in der Zeit einer HR erfolgreicher ausfallen als sonst, da nun viele Bakterien in Aufruhr sind oder massenhaft abgestorbene Keime ausgeschieden werden, so auch über die Nieren und somit mit den Urin.

Therapeutische, unterstützende Maßnahmen nach Aussage der Fachärzte

- Cortison (Prednisolon, Dexamethason, Volon A solubile) im äußersten Notfall
- Actos (Pioglitazon 3 x 15 mg pro Tag) oder Avandia (Rosiglitazon 2 x 2 mg pro Tag)
- Entzündungshemmende Schmerzmittel (Aspirin, Ibuprofen, Novalgin, Diclofenac)
- Allergiemittel, Antihistamine
- Muskelentspannende Medikamente
- Gichtmittel (Probenecid)
- Quercetin (Bioflavonoid), 3-6 x täglich jeweils 500 mg
- Blutverdünnende Medikamente und Supplemente wie ASS, Vitamin C, Alka Seltzer
- oder: 2 Teelöffel Zitronensaft und 1 Teelöffel kaltgepresstes Olivenöl in Grapefruitsaft
- Entgiftende Supplemente (Chlorella-Algen, Zeolithe, Heilerde...)
- Heiße Bäder mit Basensalzen oder: je 1 Tasse Salz, Soda und Aloe vera,
- Badewasser ½ bis 1 Stunde heiß halten, dabei 2 Liter warmes Wasser oder dünnen Kräutertee trinken
- Kontrolle von Panikattacken, Angst und Verwirrung
- Psychologische Beruhigung
- Ruhiges Atmen (Hale's breathing)
- Mineralien (Basica)

Patientengeschichten

- Viel Trinken
- Bettruhe
- Fieber, Blutdruck, Puls regelmäßig messen
- Ärztliche Überwachung

Bevor eine Antibiotika-Behandlung bei chronischer Borreliose (und anderen Infektionen?) begonnen wird, sollten einige der oben erwähnten Maßnahmen für eine erste "Herxheimer-Notapotheke" zur Verfügung stehen, zumindest Quercetin, entzündungsdämpfende Schmerzmittel wie Ibuprofen, entgiftende Supplemente wie Chlorella-Algen, Mineralien wie Basica, Kräutertees (wie Kamille, Salbei und andere), Badezusätze (Basensalze wie MeineBase).

Keinerlei immunsteigernde Medikamente oder Maßnahmen bei Herxheimer, auch nicht Echinacin, Mistel oder anderweitige naturheilkundliche Anwendungen; das Immunsystem ist bereits überstimuliert, man sollte kein Öl ins Feuer gießen.

Meine Herxheimer-Reaktion im September 2006

Freitag, 8.9.

Urologische Entzündung beim Facharzt festgestellt, zur antibiotischen Behandlung Ciprofloxacin (Ciprobeta 2 x 500 mg täglich) verordnet, die 1. Tablette gegen 15 Uhr eingenommen, die nächste spät abends, danach kaum Reaktionen.

Samstag, 9.9 -. Sonntag, 10.9.

Weitere Einnahme von Ciprofloxacin 2 x 500 mg, kaum Reaktionen, nur leichte Nebenwirkungen (Magendruck, dezente Übelkeit).

Montag, 11.9

Todmüde, bleiern im Kopf, viel im Bett, Gefühl des Krankseins, wird im Laufe des Tages immer deutlicher, zum Abend und zur Nacht hin ziemlich schlimm, kaum geschlafen, viel geschwitzt, aufgeregt, überdreht, stundenlang auf der Bettkante gesessen, erste Muskelschmerzen und Kribbeln in den Gliedmaßen, sägende Kopfschmerzen, Angst.

Patientengeschichten

Dienstag, 12.9

Frühmorgens bis mittags wie von Sinnen vor Schmerzen überall, Muskeln, Gelenke, Nerven, Knochen... immenser Druck im Schädel, rasende, brennende, entzündliche Kopfschmerzen, Muskelkrämpfe, Zucken in den Muskeln an vielen Stellen, Schüttelfrost, zunehmende Herzrhythmusstörungen, heftiger und schneller Herzschlag, Herzaussetzer, aufgeblähter ballonartiger Bauch von den Rippen bis zum Unterbauch, Taubheit in Beinen und besonders Zehen, konnte kaum noch gehen, eiskalte Füße mit stundenlangen Wärmflaschen nicht zu regulieren, Gesichtsschmerzen, Zahnschmerzen, ganz lautes Ohrenrauschen, Ohrendröhnen, Ohrendruck, Augendruck, Flimmersehen, Hautjucken, Hautbrennen, Pusteln, völlig dizzy, wie betrunken, Schwindel, Aufflammen altbekannter Borreliose-Symptome, Angst, Verzweiflung, psychisch sehr angeschlagen, stundenlang schubweise heftig geweint, leichte Übelkeit, erhöhter Blutdruck (150/110), Fieber nicht gemessen (vergessen).

Hausarzt kommt, 3 x 20 Tropfen Novalgin alle vier Stunden, viel getrunken, Mineralien- und Basenpräparate genommen, auf ruhigere Atmung geachtet (habe während der Schmerzschübe stundenlang eher heftig geatmet und gestöhnt), nur leichte Verbesserung der Schmerzen.

Mit Borreliose-Facharzt in Berlin telefoniert: Ciprofloxacin sei im Falle chronischer, persistierender Infektionen wie bei mir (Borrelien, Rickettsien, Chlamydia pneumoniae, Pseudomonas aeruginosa) anfangs viel zu hoch dosiert, deshalb die typische HR; Antibiotika absetzen, im schlimmsten Fall Cortison spritzen (Dexamethason), Schmerzmittel, viel Ruhe, reichlich Trinken, stündlich Blutdruck/Puls/Temperatur messen, ärztliche Überwachung.

Mit Borreliose-Expertin telefoniert (Selbsthilfegruppe), unterstützende Tipps bekommen: ärztliche Überwachung, Bettruhe, Trinken, Entgiften (z.B. mit Heilerde, Algen), Leberunterstützung (Mariendistel), Basica, Antibiotika abgesetzt, Ratschläge befolgt..

Patientengeschichten

Ich erinnerte mich an den Tipp von Dr. Trevor Marshall aus dem Marshall Protocol, das Bioflavonoid Quercetin sei bei HR hilfreich. Im Abstand von ½ Stunde 4 x 500 mg genommen. Danach leichte Verbesserung, in der folgenden Nacht ging es langsam aufwärts.

Mittwoch, 13.9.

Nachts viel geschwitzt, miserabel geschlafen, Kopfschmerzen morgens 80 Prozent reduziert, Allgemeinbefinden und Symptome ebenfalls besser, optimistisch, bleibe noch im Bett, ab mittags stündlich weitere Besserung

Freitag, 15.9.

Befinden viel besser, noch zwei Tage schlapp und müde, aber dann so deutliche Verbesserungen der Gesamtsymptomatik und ein Wohlbefinden, das ich lange nicht mehr hatte. Auch andere berichten, dass sie sich nach einer überstandenen Herxheimer derart gut gefühlt haben.

Die HR hat gute drei Tage nach Beginn der oralen Antibiotika-Einnahme eingesetzt und die intensivste Phase gut zwei Tage und Nächte gedauert.

Antibiotikum Ciprofloxacin am 12.9. abgesetzt und ab dem 16.9. wieder eingenommen, einschleichend mit der Anfangsdosis 2 x 125 mg, drei Tage später 2 x 175 mg, dann 2 x 250 mg, dann 2 x 375 mg, alle drei bis fünf Tage leicht erhöht, dann wieder nach zwei Wochen auf Hochdosis 2 x 500 mg, in der Zeit und danach keine Herxheimer-Reaktionen mehr, lediglich einige infektionstypische Verschlimmerungen bekannter Symptome.

Meine Herxheimer-Reaktion im Oktober 2006

Sonntag, 22.10.

Gut vier Wochen später erneute HR unter dem gleichen Antibiotikum Ciprofloxacin 2 x 500 mg.

Ähnliche Symptome wie schon beschrieben, wenn auch schwächer als anfangs und nur einen Tag und eine Nacht andauernd:

Patientengeschichten

schmerzhafter, praller Blähbauch bis in die Flanken, kalter Schweiß, leichter Schüttelfrost, eiskalte Füße, Muskelschmerzen, Muskelkrämpfe, Muskelzuckungen, Gelenkschmerzen speziell in den Knien, Fuß- und Zehgelenken, Rückenschmerzen, Nierendruck, Nervenflattern, heftige Herzrhythmusstörungen, viele Herzaussetzer, schneller Herzschlag, Taubheitsgefühle in beiden Beinen, Zahnschmerz, lautes Ohrenrauschen, Hautjucken, Pusteln, wie betrunken, auch diesmal wieder psychisch angeschlagen, wenn auch nicht derart wie beim ersten Mal, nur leichte Übelkeit, erhöhter Blutdruck (150/105), leichte Temperaturerhöhung (um die 37,5 °C), etwas mehr als üblich (normalerweise eher um die 36 °C).

6 x Quercetin 500 mg eingenommen, basische Mineralien, verschiedene Algen, viel heißen Kräutertee getrunken, Bettruhe, Wärmflasche, oft und tiefbleiern geschlafen, keine Schmerzmedikamente oder sonstige genommen, keine Arztkonsultation.

Weitere Anmerkungen

Man geht, wie bereits erwähnt, bisher davon aus, dass solche HRen nur oder hauptsächlich bei Spirochäten, welche Syphilis oder Borreliose auslösen auftreten, nicht bei anderen Bakterien oder Viren. Das von mir genommene Ciprofloxacin steht aber nicht auf der Hitliste der Borrelien-Antibiotika, die Reaktion ist aber trotzdem passiert. Vorsichtiger Rückschluss: Ciprofloxacin wirkt doch nachhaltig eben auch gegen Borrelien. Das bestätigen ein auf Borreliose und andere chronische Entzündungen spezialisierter Berliner Arzt und eine Kölner Ärztin aus Erfahrung mit sich selbst und mit Patienten. Sie berichten von erstaunlichen Erfolgen bei Ciprofloxacin, auch in Kombination mit anderen Antibiotika. Auch die Johannesburger Expertin Dr. Cecil Jadin setzt Ciprofloxacin gegen Borreliose ein. Oder der zweite mögliche Rückschluss: Solche Reaktionen treten eben doch auch bei anderen Bakterien auf, in meinem Fall neben den Borrelien derzeit auch Rickettsien, Chlamydien und Pseudomonas.

Ciprofloxacin ist sehr gut in Zellen wirksam, macht also gerade den intrazellulären Erregern zu schaffen. Borrelien gehören zu

Patientengeschichten

den Bakterien, die extrazellulär (mehr in Frühstadien) und intrazellulär (eher in persistierenden Spätstadien) ihr Unwesen treiben. Deshalb gilt es sie hier wie dort zu bekämpfen. Die bei Borreliose häufig eingesetzten Antibiotika wie Ceftriaxon (z.b. Rocephin), Cefotaxim (z.b. Claforan) oder Penizilline können nicht in die Zellen eindringen, sie sind nicht intrazellulär wirksam und erreichen die hier vorhandenen Borrelien und anderen Bakterien nicht, im Gegenteil, sie provozieren die Erreger sogar ins sichere, vor solchen Medikamenten geschützte Zellinnere.

Eine Reihe von Ärzten und Experten messen der intrazellulären Wirksamkeit von Antibiotika (Tetrazykline wie Doxycyclin oder Minocyclin, Makrolide wie Azithromycin, Clarithromycin oder Roxithromycin, Chinolone wie Ciprofloxacin oder Levofloxacin) speziell bei chronischen Infektionserkrankungen besondere Bedeutung bei. Sie führen die häufigen Therapieversager anderer und speziell bei Borreliose häufig eingesetzter Antibiotika auf die fehlende intrazelluläre Effektivität zurück. Auch und gerade als Folge des potenten antibiotischen Erfolges in Zellen wirksamer Medikamente seien diese durch das massive Bakteriensterben auftretenden HR zu erklären.

Speziell die in Körperzellen (sogar in Immunzellen!) schmarotzenden Bakterien sollen bei chronischen Verläufen maßgeblich für die erwähnten absonderlichen Immunausrutscher und Zytokinaktivitäten verantwortlich sein. Und das nicht nur bei der zeitlich meist auf wenige Tage begrenzten und besonders heftigen HR, sondern gerade auch schleichend im gesamten Infektionsverlauf. Neben den Erregern selbst ist es hauptsächlich das körpereigene Immunsystem, welches fehl-, über- oder unterreagiert und für die Beschwerden sorgt, ganz besonders dann, wenn es wegen massiver Überforderung überschießt. Typische intrazelluläre Erreger sind Borrelien, Anaplasmen (Ehrlichien), Babesien, Bartonellen, Chlamydien, Coxiellen, Mykoplasmen, Rickettsien, Treponemen.

Patientengeschichten

Meine beiden Herxheimer-Reaktionen einige Jahre zuvor: HBO

Ich hatte zwei ähnlich heftige Herxheimer wenige Jahre zuvor, einmal zwei bis drei Tage und einmal vier Wochen nach meinen ersten HBO-Fahrten (Atmung von 100prozentigen Sauerstoff in der Überdruckkammer). Die erste Attacke war sehr stark, vergleichbar mit der beschriebenen ersten Reaktion unter Ciprofloxacin und die zweite wieder etwas reduzierter. In dieser Zeit wurden keine anderen Therapien durchgeführt oder Antibiotika genommen. Die Reaktionen, welche derzeit den Notarzt notwendig machten, waren eindeutig nur auf den HBO-Sauerstoff zurückzuführen. Danach habe ich die HBO-Anwendungen in der Druckkammer über Monate fortgeführt, die ganze Zeit ohne weitere intensive Herxheimer-Effekte, dafür positive Verbesserungen des Gesundheitszustandes.

Solche ausgeprägten, verheerenden HRen gab es bei mir nicht einmal während der mehrfachen Borreliose-typischen Antibiotika-Therapien (beispielsweise wochenlang - bis zu zehn Wochen - Rocephin intravenös 2 g und 4 g täglich sowie Amoxicillin oral 4 g und 6 g täglich). Unter diesen Anwendungen gab es nur dezente Medikamentennebenwirkungen oder leichte Borreliose-bekannte Symptomverschlimmerungen.

Herx oder Herx-artig: Salz+C, Marshall Protocol

HR-ähnliche Reaktionen - wenn auch nicht ganz so intensiv wie die schlimmen hier beschriebenen – erlebte ich auch bei alternativmedizinischen Anwendungen wie der Therapie mit Salz und Vitamin C, mit der ich experimentierte. Hierbei wird die Einnahme von bestem Natursalz in Kombination mit Vitamin C langsam von jeweils einem Gramm bis auf über je zehn Gramm täglich gesteigert, um auf diese Weise den krankmachenden Erregern das Leben schwer(er) zu machen. Mehrfach der gleiche Effekt: Steigerte ich nach einiger Zeit die Dosis von Salz plus Vitamin C auf über fünf bis sechs Gramm, kamen die mir zu gut bekannten Symptomverschlimmerungen und das Herx-Elend.

Patientengeschichten

Nach Dosisreduktion verschwanden sie nach ein, zwei Tagen wieder.

Ähnlich beim Marshall-Protocol. Bei einer höheren Dosis von Olmesartan (Votum) schlugen sie unerbittlich zu, die „Herxe", auch ohne Antibiotika und trotz kurzer Sonnenbäder. Andere Betroffene berichten das auch: Olmesartan allein führt in entsprechend hoher Dosis zum „Herxen", siehe auch Marshalls Zitat auf Seite 93. *"Es muss mit HRen gerechnet werden. Diese sind erwünscht und ein Beweis für den Erfolg, nämlich für die immer weiter absterbenden Bakterien bis zum sicheren Ende."* Das können Sie jetzt nur richtig verstehen, wenn Sie das Marshall-Protocol kennen

So scheint es einige Wege zu geben, die nach Rom führen, sprich: Alles was Borrelien den Garaus macht, kann (muss nicht) wohl auch zu solchen Herxheimer-Attacken führen. Und wenn: Nicht voreilig abbrechen, denn offenbar ist man auf dem richtigen Weg.

Teile dieses vollkommen überarbeiteten und aktualisierten Beitrags wurden erstmals aus der Sicht des Jahres 2006 im Borreliose-Jahrbuch 2007 abgedruckt. Teile dieses Textes wurden in der Zeitschrift Borreliose Wissen, Heft 15 vom Februar 2007 veröffentlicht. Mehr zum Thema "Marshall Protocol" im Borreliose Magazin, Heft 14 vom Oktober 2006 sowie im Borreliose-Jahrbuch 2011.

Gutachten

Wie man Schlechtachter erkennt

Die Situation wiederholt sich seit Jahren. Ein Borreliose-Patient ringt vor dem Sozial- oder Verwaltungsgericht um sein Recht auf Anerkennung als Berufskrankheit, um den Grad seiner beruflichen Beeinträchtigung, um Berufsunfähigkeitsrente oder vor einem Amts- oder Landgericht um Ansprüche aus privater Unfallversicherung. Und dann erhält er einen Gutachter zugewiesen. Irgendeinen. Der Laie ist versucht zu glauben, dass es sich dabei um einen Borreliose-Spezialisten handeln würde. So erging es der Autorin vor über zehn Jahren an der Uni Frankfurt/Main. Ihr wurde eine wahre Koryphäe als Gutachterin aufgetischt, die sich spätestens im Gutachten als Abschreiberin von neurologischen Leitlinien entpuppte. Im Nachhinein und unter heute fast selbstverständlicher Recherche in Google stellte sich heraus, dass die Dame Spezialistin für Malaria war und noch nie eine Zeile über Borreliose publiziert hatte, geschweige denn einen Vortrag oder eine Schulung zur Borreliose abgehalten hatte. Doch diese Erkenntnis kam leider zu spät.

Aus dieser Erfahrung entwickelte die Autorin eine Arbeitsweise, um Dünnbrettbohrer, die sich nicht selten mit Unterstützung der Ärztekammern ohne jede Kompetenz nur ein Zubrot verdienen wollen, vor der Begutachtung zu entlarven, damit man sie qualifiziert und fachlich untermauert ablehnen kann. Die neuste Gutachterrecherche verlief so: Unserem Mitglied wurde nach einem positiv für ihn verlaufenen Gutachten ein zweiter Gutachter vor die Nase gesetzt; Professor XY aus München, der sich auch noch erdreistete, den Vorgutachter zu verunglimpfen, ein Facharzt, der sich nachgewiesener Maßen seit über 20 Jahren mit Borreliose beschäftigt, eigene Studien erhoben hatte, Vorträge hielt, beachtete Fachartikel verfasste und im Laufe seines Lebens vermutlich mehr Borreliose-Patienten zu Gesicht bekommen hat, als Herr Professor Frühstücksbrötchen.

Der betreuende Anwalt hatte unter anderem aus den Leitlinien der Deutschen Borreliose-Gesellschaft (DBG) zitiert, die bei

Gutachten

dieser Gelegenheit vom Gutachter gleich auch noch ihr Fett abbekam; alles sehr unqualifiziert formuliert und von fehlerhaftem Einblick zeugend, disqualifizierte er die ärztliche Fachgesellschaft. Herr Professor fühlte sich wohl auf den Schlips getreten und reagierte wie ein waidwundes Reh: Er warf mit Dreck. Dieses vordergründige Unwissen über die „Borreliose-Szene", daraus resultierend falsche Behauptungen disqualifizierten ihn.

Der Gutachter verweist weiter auf den angeblich gesicherten Wissensstand zur Lyme-Borreliose, mehrfach auch auf amerikanische Erfahrungen. Er selbst hat keine Kenntnis über den aktuellen Wissensstand der Lyme-Borreliose. So bezweifelt er – nur als Beispiel - eine längerfristige Antibiotika-Therapie auf Grund veralteter amerikanischer Studien mit zweifelhaftem Hintergrund. Er weiß nichts davon, dass einige US-Bundesstaaten Gesetze erließen, die Ärzten langfristige antibiotische Therapie bei Lyme-Borreliose erlauben und jede Disziplinierung aushebelten.

Der Gutachter verweist auch mehrfach auf das Nationale Referenzzentrum als Hüter der Wahrheit über Borreliose. So war es auch in der Schweiz und den USA. Bis 2013. Beide Staaten korrigierten ihre Borreliose-Schätzungen auf das Zehnfache.

Ich nahm seine Vita in Augenschein. Ein fleißiger Mensch. Er präsentiert in seiner Homepage eine beeindruckende Liste an Publikationen (1985 bis 2013), insgesamt 179 Artikel und Buchbeiträge, kein einziger über Lyme-Borreliose. Seine Spezialgebiete: Lungenerkrankungen, unter anderem Toxoplasma gondii, (Endwirt Katze). Weitere Schwerpunkte: Wetterfühligkeit, Multiple Chemikalienüberempfindlichkeit. Durch Zecken übertragene Krankheiten: Fehlanzeige.

In seiner Vita finden sich auch keine Vorträge oder Schulungen über Lyme-Borreliose, lediglich ein (1) Fremdartikel über Lyme-Borreliose in der von ihm mit herausgegebenen Zeitschrift über Umweltmedizin. Auch jener Verfasser (der Redaktion bekannt) ist Theoretiker und behandelt keine Patienten.

Gutachten

Dem Internet sei Dank. Es hilft uns, Biografien zu lesen, Schaumschläger und Falschmünzer zu erkennen und vor allem Gutachter qualifiziert ablehnen zu können, wenn sich ihre Kompetenz für Lyme-Borreliose als Trugschluss und bloße Behauptung herausstellt. Es stimmt nicht versöhnlich: Prof. XY ist leider kein Einzelfall.

ILADS-Leitlinien aktualisiert

Im Herbst 2014 veröffentlichte die International Lyme and Associated Diseases Society (ILADS) aktualisierte Leitlinien zur Behandlung von Lyme-Borreliose und anderen von Zecken übertragenen Erkrankungen. ILADS ist – im Gegenteil zur Infectious Diseases Society of America (IDSA) – auf der Seite der chronischen Borreliose-Patienten. IDSA wurde 2008 zwar entlarvt, unter finanzieller Beeinflussung von Versicherungsgesellschaften und Testherstellern zu stehen, deren Leitlinien werden aber trotzdem noch heute von den Autoren der deutschen AWMF-Leitlinien verwendet, unabhängig davon, dass Lyme-Borreliose in den USA ein anderes Erregerpotential als in Europa darstellt. ILADS hingegen arbeitet und forscht auf internationaler Basis; seit einigen Jahren finden europäische Kongresse, zum Beispiel 2014 in Augsburg, statt.

Während IDSA noch heute Lyme-Borreliose (LB) als selten, nur in bestimmten Gebieten auftretend und einfach zu diagnostizieren verharmlost, verheißt die ILADS-Position, dass es sich um eine schwierige komplexe Infektion handelt. IDSA verneint eine chronische LB und hält die derzeitigen Antikörper-Tests für zuverlässig. ILADS zieht Co-Infektionen in Betracht, was die Behandlung erschwert. IDSA verbreitet, dass 200 mg Doxycyclin in zwei bis vier Wochen so gut wie immer zu einer Heilung führe. ILADS hingegen beschreibt, dass zu kurze Standardtherapien zu Therapieversagern führen, hingegen längere Behandlungszeiten erforderlich seien, insbesondere wenn die Behandlung erst spät einsetzt und die Verbreitung der Spirochäte weit im Körper und seinen Organen vorgedrungen ist.

Gutachten

Das sture IDSA-Dogma führt zu Fehldiagnosen und Verweigerungen von Behandlung. Zudem bezeichnet IDSA die Neuroborreliose als sehr selten und die Wanderröte als so gut wie immer auftretend, während ILADS wie auch die Deutsche Borreliose-Gesellschaft anerkennen, dass nur etwa 50 Prozent der Patienten ein Erythema migrans ausbilden, was auch die Erfahrung der Berater der Patientenorganisation Borreliose und FSME Bund Deutschland e.V. bestätigt.

http://www.ilads.org/ilads_news/2014/new-standard-of-care-guidelines-for-treating-lyme-and-other-tick-borne-illnesses-released-by-international-lyme-and-associated-diseases-society-ilads/

Wichtig bei Begutachtungen

- Keine pauschale Entbindung von der Schweigepflicht erteilen.
- Auch Krankenversicherungen nicht pauschal von der Schweigepflicht entbinden.
- Jeden Schritt von der eigenen Zustimmung abhängig machen.
- Bereits getroffene Erklärungen kann man auch zurücknehmen.
- Darauf achten, dass der Datenschutz nicht verletzt wird und notfalls beim Landesbeauftragten für den Datenschutz intervenieren.
- Zugang zu Kranken-Akten durch Dritte ist rechtswidrig.
- Schritte der medizinischen Hinzuziehung muss man selbst steuern.
- Jeden Schritt von der eigener Zustimmung abhängig machen.

Nicht vergessen: Die meisten angeordneten Gutachter sind Vertreter der Versicherungslobby und/oder versuchen es dem Richter recht zu machen, damit sie weiterbeschäftigt werden.

Medien

DPAs falsche Zecken in der Zeitung

Die Dermacentor-Zecke scheint zwar etwas schicker und exotischer auszusehen, als der Gemeine Holzbock, trotzdem führt DPA die Leser in die Irre. Die seltene Dermacentor ist größer und hat einen braun-genarbten Rücken. Die Masse der Übeltäter ist jedoch rot mit einem schwarzen Schild und wesentlich kleiner, noch dazu als Nymphe und Hauptverursacher kaum von einem kleinen schwarzen Grind zu unterscheiden. Trotzdem drucken viele Zeitungen in Deutschland dieses DPA-Bild ab; bedauerlich, wie wenig Interesse bei jenen Medien für eine wahrheitsgemäße Berichterstattung und für die Überprüfung solcher Meldungen besteht. Dem Robert Koch-Institut und DPA (Deutsche Depeschen Agentur) wird einfach blind vertraut.

Borreliose und tausend Träume
Rezension von Annegret Balogh

Was für eine faszinierende Lebensgeschichte! Was für eine starke, tapfere kluge Persönlichkeit, die diese erzählt. Ein Mädchen, gerade auf dem Weg zur Frau, wird urplötzlich aus ihrem bunten, glücklichen Kinderleben mit starken Krankheitssymptomen konfrontiert: anfallartiges Herzrasen, spontane Übelkeit mit massiven Durchfällen, Ohnmachtsanfällen, Energieverlust körperlich und mental, Schmerzen in den Gelenken und der Muskulatur. Es gibt Tage, da geht es ihr besser, aber die Tage werden immer seltener. Der konsultierte Hausarzt kann keine „Krankheit" feststellen, er meint, das junge Mädchen sei völlig gesund. Sicherheitshalber wird ein Psychiater hinzugezogen. Auch er bestätigt (Gott sei Dank!):„Dieses Mädchen ist psychisch ganz gesund."

Doch die Beschwerden bleiben. Die jetzt häufig von Mitmenschen gehörten Worte: „reiß dich zusammen, du brauchst nicht zu simulieren", belasten sie zusätzlich. Nach Wochen langen Untersuchungen während eines stationären Aufenthaltes wird

Medien

dann – wie durch Zufall – ein „erhöhter Antikörperwert gegen Borrelien" gefunden.

Borrelien sind Krankheitserreger, die durch Zecken auf den Menschen übertragen werden. Da die junge Patientin mehrfach „Zecken aufgelesen hat", wird zusammen mit der vorliegenden Symptomatik und besonders wegen des Ausschlusses anderen Ursachen der Beschwerden der Verdacht auf eine Borrelieninfektion gestellt.

Anfängliche Freude über das - jetzt endlich - Erkennen einer Ursache mit dem Versprechen der Ärzte, diese Infektion sei problemlos zu behandeln und sie würde bald wieder gesund werden, verfliegt aber schnell wieder. Eine siebentägige Antibiotika-Therapie bringt kurzfristig leichte Besserung, bald aber werden die zahlreichen Beschwerden wiederkehren. Genau 23 verschiedene Symptome wird sie dem einige Monate später konsultierten Spezialisten beschreiben. Damit beginnt für die Autorin ein Martyrium, das über Jahre, Jahrzehnte anhalten und sich auf alle Lebensbereiche fundamental belastend auswirken wird.

Zunächst ist sie gezwungen, den Schulbesuch aufzugeben. Irgendwann wird sie die Frage stellen: "Was ist schlimmer, die Erkrankung oder ihre Folgen?" Es bleiben: ständiger Druck durch den Arbeitgeber wegen krankheitsbedingten Fehlens, Krankheitsanfälligkeit wegen eines defekten Immunsystems, kein Geld und dadurch kaum Möglichkeiten, nicht endende Anfragen bei den Behörden wegen Unterstützung, kein gesellschaftlicher Status, mangelnde Anerkennung, keine Unterstützung durch die Umwelt, im Alltag immer alles allein machen zu müssen.

Diese Zusammenfassung zeigt alle Ängste der jungen Frau, die sicher alle Patienten teilen, angesichts der in der Öffentlichkeit wenig beachteten Gesundheits-Problematik, die man vielleicht besser als Post-Lyme-Syndrom bezeichnen sollte. Eigentlich benötigt die Patientin Ruhe und Schonung, aber ihre Angst, nie einen Schulabschluss zu erlangen und eine Berufsausbildung absolvieren zu können, ist groß. Und ihr Mut und ihre Stärke, diese Angst zu überwinden, auch. So wird sie immer und immer wieder versuchen, eine Schule zu besuchen. Sage und schreibe misslingt der Versuch sieben Mal. Aber – welche Freude - der Achte wird zum Erfolg. Sie schafft unter größter Anstrengung die Matura, das Pendant zum deutschen Abitur.

Nun ist die Freude groß und sie wird sich entschließen, einige Fächer universitär zu studieren. Langsam, ganz langsam treten kleine gesundheitliche Besserungen auf. Zunehmend wird ihr bewusst, dass es trotz ihres großen Unglücks immer noch glückliche Umstände gibt: Sie hat eine Familie, die sie mit all ihren Kräften unterstützt, ihr stets seelisch zur Seite steht und – wie wichtig – auch immer noch finanziell unter die Arme greift. Später wird die Autorin einmal sagen: „Meine Eltern haben für den gemeinsamen Wunsch meiner Genesung ein Vermögen ausgegeben." Und sie findet auch „herzensgute" Freunde. Ein erster eigenständiger Besuch in Paris wird zum positiven Erfolgserlebnis. Die Studieninhalte der Fächer Psychologie, Philosophie und besonders Kunstgeschichte lenken ihre Aufmerksamkeit auf interessante Wissens- und Lebenserkenntnisse. Die Erfüllung der Studienaufgaben, das kleine selbstständige Leben in eigenen vier Wänden, kleine eigene Arbeitsverhältnisse neben dem Studium zur finanziellen Entlastung der Eltern, erfordern dennoch sehr viel Kraft und verhindern so tragende Verbesserung ihres Leidens.

In Zwiesprache mit Gottvater findet sie zu einer interessanten Erkenntnis: Tag für Tag um das ersehnte soziale Leben mit so viel Energie zu kämpfen, kann für sie nicht gut sein: „Ich überlasse jetzt einfach Gott die Führung, traue einfach darauf, dass er mich an den richtigen Ort bringt". Es ist ein kleines „Loslassen" an der übermenschlichen Energie, die sie zum Überleben einsetzt. So wird die Patientin jetzt erfolglose Therapien einschränken und mehr gesundheitsfördernde Angebote wahrnehmen, die ihre Selbstheilungskräfte aktivieren.

Wie der langsame Prozess zur wesentlichen Besserung der Gesundheit erfolgreich gelingt, schildert die Patientin interessant

Medien

und fast spannend. Zwei Meilensteine werden dabei von Bedeutung sein: Erstens: Ihr verloren geglaubtes intellektuelles Talent zur Findung und Beschreibung fantasievoller Geschichten – so schmerzlich vermisst - wird wiederkehren. Sie erringt damit erste öffentlich Anerkennung. Und zweitens: Sie findet Kontakt zu ärztlichen Spezialisten, die neuere Erkenntnisse und Erfahrungen zur chronischen Borreliose besitzen und die sie mit Rat zu erneuten, aktuellen Behandlungsoptionen bei ihrer Krankheitsbewältigung begleiten. Detailliert beschreibt die Autorin all ihre Therapieverfahren, die Medikamente, die Vielzahl von Nahrungsergänzungsmitteln, physikalische Methoden und die Entdeckung der Ruhe. Für Leser, die selbst unter der beschriebenen Erkrankung leiden wird dies eine ausführliche Informationsquelle sein.

Angeschlossen an die vorliegende Krankheitsgeschichte kommen einige Spezialisten zu Wort: Praktische Ärzte, Forscher und eine Journalistin. Sie schildern jeweils ihre Kenntnisse zum Krankheitsbild, aus denen zwei aktuelle hervorzuheben sind: Erstens: So ist das Post-Lyme-Syndrom wahrscheinlich keine chronische Infektionserkrankung, sondern eine Störung des Immunsystems. Borrelien, ihre Toxine, - möglicherweise in Auseinandersetzung mit dem Antibiotikum - setzen im Netzwerk des Immunsystems Gedächtnisspuren, welche immer wieder Bilder von Infektionen sporadisch auftreten lassen (vortäuschen). Die Auswirkungen dieser Destrukturierung der Ordnung im Immunsystem sind möglicherweise umso größer, je mehr bereits vorbestehende Auseinandersetzungen (zum Beispiel Antibiotika-Einnahme, seelische Belastungen oder anderes) Engramme im Immunsystem hinterlassen haben. Da zwischen dem klugen Netzwerk des Immunsystems enge Verbindungen zum Nervensystem und dem hormonellen System bestehen, erklärt sich - besonders in schweren Fällen - die Vielgestaltigkeit der Symptombilder. Daher sind alle Methodologien, welche die Ordnung im Netzwerk wieder herstellen, nützlich. Kortison – wie von einem Spezialisten vermutet – ist allerdings nicht geeignet. Zweitens: Die neuen Erkenntnisse zum Kynureninstoff-

Medien

wechsel zeigen eine Aktivierung bei chronischer Borreliose. Da Kynurenin aus dem Tryptophan unserer Nahrung (unter anderem Bananen) gebildet wird, resultiert daraus eine Tryptophanverarmung. Aus einem kleinen, dennoch wichtigen, Teil des mit der Nahrung aufgenommenen Tryptophans, wird im Gehirn Serotonin und daraus dann Melatonin gebildete. Daher sind zu Besserung der psychischen Dysbalance und der Schlafstörungen die Substitution mit 5-Hydroxytryptophan und/oder Melatonin zu empfehlen. Diese persönliche Ergänzung sei hier gestattet.

Das vorliegende Buch ist für alle Patienten mit einer Borreliose lesenswert, um Erfahrung zu sammeln und besonders um Mut für die eigene Krankheitsbewältigung zu gewinnen. Als Pflichtliteratur würde ich es allen Ärzten empfehlen, die dieses Krankheitsbild immer noch ignorieren. Die Lektüre zeigt uns, welch wichtige Rolle das eigene Urvertrauen mit Willensstärke, vielseitiger Unterstützung durch Familie und Freunde und fachlich kompetente, erfahrene Ärzte in Zuwendung, in Rat und Begleitung für die Bewältigung eines chronischen Krankheitsbildes haben. Diese Lebensbeschreibung ist ein einziges Plädoyer für die enorme Bedeutung von Mitmenschlichkeit, von Empathie. Es wird einen großen Leserkreis finden.

Borreliose – und dennoch habe ich tausend Träume
Claudia Lietha
Verlag Brunnen Basel/Gießen, 2013
287 Seiten, mit farbigen Abbildungen, 16,99 €
ISBN 978-3-7655-1544-6
Die Rezensentin ist Ärztin und Hochschullehrerin für Klinische Pharmakologie.

Zecken-Gelaber als Seiten-Füller

Die WELT des „Preisgekrönten Journalismus" (Eigenwerbung) lieferte am 8. Juli eine sogenannte Gesundheitskolumne der Autorin Wiebke Hollersen ab, die weder witzig, noch intellektuell und schon gar nicht originell war, sondern einfach nur dumm. Mit hauseigener Sorglosigkeit, die ihr hoffentlich nicht selbst

Medien

zum Schaden gereichen wird, strickt sie aus Phrasen und Wissen aus Omas Zeiten ein Unterhaltungsstückchen ohne Wahrheitsgehalt, das mehr schadet als nützt. Sie befragt eine mediengeile Parasitologin (freilich ohne Patientenkontakt) nach Symptomen einer Borreliose und erhält prompt die Wanderröte genannt. Kein Wort davon, dass nur die Hälfte der Infizierten diese Rötung ausbilden und trotzdem an Borreliose erkranken kann. Sie labert etwas von einem Zeckenkopf, den es nicht gibt. Sie befragt das Robert Koch-Institut, das wie immer vorrangig der FSME-Impf-Branche Zubrot zuschanzt. 420 FSME Infektionen in 2013; kein Wort davon, dass nur die gemeldeten Borreliosefälle aus acht Bundesländern um 50 Prozent auf knapp 8.000 angestiegen sind. Die wirklichen Experten, die sich mit den noch immer nicht beherrschbaren Folgen von Lyme-Borreliose auseinandersetzen müssen, kommen dabei gar nicht vor. Da gefriert ein beabsichtigtes Schmunzeln. Ach hätte Frau Hollersen nur geschwiegen.

Der Spiegel – investigativ ist etwas anderes.
Von Ute Fischer

Dass die Pharmaindustrie in ihrer Großzügigkeit ausgerechnet Selbsthilfe- und Patientenorganisationen fördert, deren Mitglieder verdammt sind, ihre Pillen zu schlucken, leuchtet ein. Darüber berichtete Redakteur Markus Grill im Mai 2014. So aufklärerisch er vermittelt, dass ausgerechnet Multiple-Sklerose-Organisationen 366.000 Euro als Spenden erhielten, so lässt er doch einiges hinten herunter fallen, was zur Annahme führt, dass es der Spiegel auch nicht so genau nimmt mit dem „Investigativen Journalismus." Zum Beispiel, dass der Verband der Forschenden Arzneimittelindustrie (VFA) das Internetportal www.patienten.de anmeldete. Dieser perfide Versuch, unter Verschleierung des Pharma-Absenders Einfluss auf Patienten und Selbsthilfe zu nehmen, wurde erst unter massivem Druck der Bundesarbeitsgemeinschaft (BAG) Selbsthilfe zurück genommen und umgeändert in www.vfa-patientenportal.de. Der

Medien

Spiegel ließ sich vom VFA beschwatzen und zitiert den VFA, dies sei „wegen der Absenderklarheit" geschehen.

Was Grill aber völlig verborgen blieb, ist die Indikation „Depression" und der Riesenmarkt der Antidepressiva. Depression kommt in der www.spiegel.de/patientendatenbank überhaupt nicht vor. Weltumsatz für Antidepressiva belief sich schon vor zwei Jahren auf 190 Milliarden Dollar. Welchen Grund mag es für Grill gegeben haben, dieses Thema komplett auszublenden?

Gekaufte Journalisten
Ein Redakteur packt aus wie Medien geschmiert werden

Korrupte Politiker können strafrechtlich verfolgt werden, korrupte Journalisten nicht. Sie können ungestraft die Wahrheit manipulieren oder unterdrücken und sie tun es. Immer und immer wieder, wie wir in der Berichterstattung über Lyme-Borreliose lesen. Ein paar Jahre glaubten wir, sie würden alle nur voneinander oder vom alten Archiv abschreiben. Als Pressesprecherin blicke ich auf mehrere dicke Ordner mit Leserbriefen, mit denen ich versuchte, den Kolleginnen und Kollegen nicht gerade die Welt, aber doch die Eigenheiten der Lyme-Borreliose zu erklären. Vergebens. Konnten Redakteure und freie Journalisten wirklich so dumm sein? Wa-

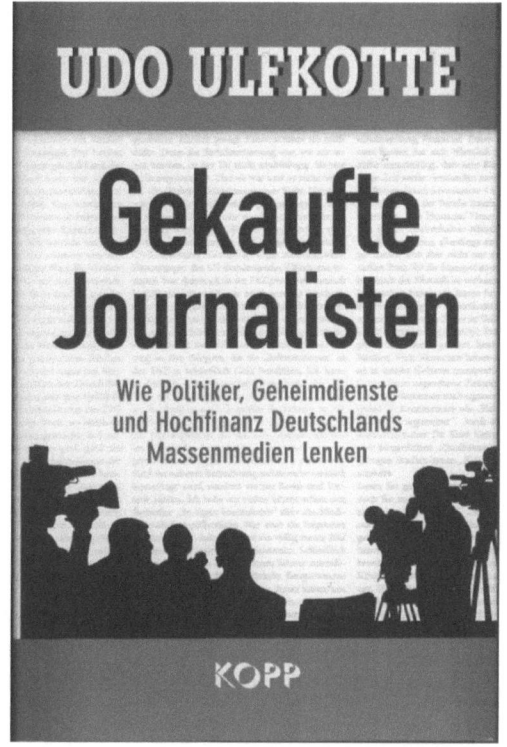

Medien

rum wollten sie nichts dazu lernen? Nahezu jeder Mensch kennt jemanden, der Borreliose hat. Der Verdacht lag nahe, dass hier dunkle Mächte im Spiel waren. Das deutete mir vor einigen Jahren ein zufällig getroffener Manager aus der Pharmabranche an, dass es einen Topf gäbe, mit dem Schreiber und Vortragende belohnt würden, wenn sie die Mär von der leicht heilbaren Borreliose weitertrügen. Als Zeuge wollte er nicht auftreten. Er hat Familie. Jedoch spätestens bei der Lektüre des Buches „Gekaufte Journalisten" fühle ich mich bestätigt, dass meine einstige Vermutung keine Wahnvorstellung war, dass die verharmlosende Berichterstattung über Lyme-Borreliose von ganz oben und unter Einsatz von Schmiergeldern gesteuert wird.

Lassen Sie uns überlegen, wer Vorteile davon haben könnte? Allen voran die privaten Unfallversicherungen, die ihre Tarife vor einigen Jahren anhoben und neu verhandelten, weil endlich das Risiko Borreliose mitversichert sein sollte. Mir ist kein einziger Borreliose-Patient bekannt, der deshalb Leistung bezogen hat. Aber ich hatte viele am Telefon, die vergebens dafür klagten und den Kürzeren zogen. Auch die gesetzliche Unfallversicherung (Berufsgenossenschaft) tut alles, um Ansprüche dieser Art abzuwimmeln. Sie verpflichtete dazu eine eigene Riege von Gutachtern, die nichts anderes tun, als absatzweise Text aus Leitlinien zu Gutachten zusammen zu kopieren. Und die Richter hinterfragen diese Gutachten nicht. Sie sind ja froh, wenn sie den Fall rasch vom Tisch haben, ohne Rücksicht auf Gerechtigkeit und Wahrheit.

Auch die Krankenkassen – gesetzlich wie privat – profitieren an unklaren Diagnosen, abgesehen, wenn die (Fehl)Diagnose Depression oder Multiple Sklerose heißt. Das kann dann teuer für die Krankenkassen werden, aber umso lukrativer für die Pharmaindustrie. Bis zu 30.000 Euro pro Jahr darf ein Arzt bei diesen Diagnosen an Medikamenten verschreiben. Und vom staatlichen Gesundheitsfond bekommt die Krankenkasse dafür auch noch ein Stück Kuchen, eigentlich natürlich Geld.

Medien

Beispiel Wolfgang Büser: 30 Jahre Tätigkeit für eine Gesetzliche Krankenkasse, dann Fachjournalist und ZDF-Rechtsexperte. Vor Jahren demotivierte er in seiner Kolumne Borreliose-Patienten, dass sie mit ihren Klagen vor Sozialgerichten kaum eine Chance hätten und es besser gleich seinlassen sollten. Im April 2014 behauptete der gleiche Kolumnist, es gäbe viele positive Urteile zur Borreliose als Berufskrankheit. Dies sollte wohl dazu dienen, dass mehr und zusätzliche Policen für private Unfallversicherungen abgeschlossen werden sollten. Alles klar? (Siehe auch Seite 80 ff.)

Gesundheit ist Ländersache. Das ist der Grund, warum der BFBD, als er noch Gesundheitspolitik betrieb, wie ein Wanderzirkus von Bundesland zu Bundesland zog, um Verantwortung durch Meldepflicht einzufordern. Nur wenige jener Gesprächspartner hatten dafür ein offenes Ohr; es sei denn sie hatten selbst von Borreliose Betroffene in der Familie. Im Saarland marschierte die Meldepflicht auf diese Weise ratzfatz innerhalb von wenigen Wochen und nach nur einem BFBD-Besuch. Und gleich zusammen mit Rheinland-Pfalz, zu danken der an MS erkrankten damaligen Sozialministerin, heutiger Ministerpräsidentin Malu Dreyer. Zäher liefen die Verhandlungen in Bayern, anfangs mit Bremser Markus Söder; nach dessen Weitermarsch ins Finanzministerium bedurfte es erneut nur eines einzigen BFBD-Gesprächs mit dem damaligen Gesundheitsminister Marcel Huber und dem Abgeordneten Martin Neumeyer als Fürsprecher der Borreliosepatienten. Trotzdem verharmlosen die bayerischen Medien weiterhin die Brisanz der Krankheit, vermutlich unter Anleitung des in Bayern angesiedelten Nationalen Referenzzentrums Borrelien, ein Finger(le) des Robert Koch-Instituts.

Und überhaupt: Das Robert Koch-Institut (RKI), Unterabteilung des Bundes-Gesundheitsministeriums. Journalisten zapfen es meist an, wenn sie aktuelle Zahlen und Tendenzen über den Gesundheitsstand in Deutschland wissen möchten und verbreiten die RKI-Missionen unkritisch weiter. Daher vermutlich auch immer wieder die herunter gerechneten Fallzahlen der Borrelio-

Medien

se in Deutschland. Wie das RKI in 2014 wohl mehr aus Versehen einem einzelnen Menschen (Adressat geschwärzt) mitteilte, entspringen diese Hochrechnungen einer niedersächsischen Studie aus den Jahren 1987 und 1988. Peinlich. Die Medien halten dies für aktuelle Zahlen; man könnte ja mal nachfragen. Übrigens: Das RKI darf Spenden annehmen und tut es. In Millionenhöhe.

"LSD? Crack? Stechapfeltee? Kokain? Chrystal Meth? Angesichts der Berichterstattung unserer Qualitätsmedien fragt man sich immer öfter, welche Drogen in Redaktionen konsumiert werden. Ganz dicht scheinen die dort nicht mehr zu sein. Was rühren die morgens nur in ihr Müsli?" O-Ton: Udo Ulfkotte

Die im Buch von Udo Ulfkotte namentlich genannten Personen bestreiten eine „klebrig-filzige Nähe" zu Eliteorganisationen, sie bestreiten, sich korrumpieren zu lassen, sie bestreiten, ihre journalistische Beißhemmung verloren zu haben. Ulfkotte, 17 Jahre Redakteur der Frankfurter Allgemeinen Zeitung (FAZ), fand solche Auswirkungen bei nahezu fast allen Medien, ganz besonders aber da, wo wir Endverbraucher noch Objektivität und Aufklärung vermuten und letzen Endes immer enttäuscht waren über die Trallalala-Berichterstattung über Borreliose. Wie oft hofften wir auf den endlich objektiven Bericht in der FAZ, Frankfurter Rundschau, Süddeutschen Zeitung, Spiegel, Stern, Medien des Axel-Springer-Verlags, Bild, Verlagsgruppe Madsack und vielen anderen. Obwohl die Redaktionen Dokumente erhielten, Namenslisten für mögliche Interviewpartner und Beweise als Arbeitsgrundlage, entstand daraus nahezu immer Schrott mit Soße. Die Sender des öffentlich rechtlichen Rundfunks und Fernsehens spielten auch bei Ulfkotte keine Ausnahme. Mit Grauen erinnern sich Borreliosepatienten an Patrick Hünerfeld, Autor des SWR-Films „Zeckenkrieg", ein Paradebeispiel, wie Wirklichkeit und Wahrheit verbogen und dann noch mit einem Journalistenpreis von den Neurologen belohnt wurden. Und nahezu alle ARD-Sender strahlten diesen Film wiederholt aus, ob-

Medien

wohl ihnen die Manipulationsabsicht detailliert als Filmgutachten präsentiert wurde.

Beispiel: Zeitschrift Borreliose Wissen

Auch ich, als Autorin dieses Beitrags und verantwortliche Redakteurin der Zeitschrift Borreliose Wissen, sollte unliebsame, aber der Wahrheit entsprechende Inhalte der aktuellen Ausgabe Nr. 30, Oktober 2014, Schwerpunkt Herz, löschen. Als ich mich verweigert habe und das Heft ungekürzt erschien, wurde mir nach zehn Jahren und 20 Heften der Auftrag weggenommen. In wieweit das tatsächlich wirksam war, wird sich im April 2015 erweisen, wenn Ausgabe Nr. 31, Thema Darm, erscheinen soll. Noch einen Monat nach Erscheinen der Nr. 30 wurde diese Ausgabe vom Medienbeauftragten der Patientenorganisation für den Verkauf blockiert. Es liegt nun vermutlich in der Druckerei herum, während Borreliosepatienten auf das dringende und angekündigte Thema Herz warten.

Nachwort: Mehr als 1000 Exemplare des Ulfkotte-Buches seien von Journalisten angefordert worden, vermeldete der Verlag; kostenlos natürlich und angeblich zur Besprechung in den Medien. Aber letztlich ohne Resonanz. Wir haben unser Exemplar bezahlt.

http://www.newsroom.de/news/detail/$IWDPEOEMFLGK/

Gekaufte Journalisten, Udo Ulfkotte, Kopp Verlag, 336 Seiten mit 575 Beweis-Links, ISBN 978-3-86445-143-0, 22,95 €

Verschiedenes

Schlimme Karrieren für Zecken

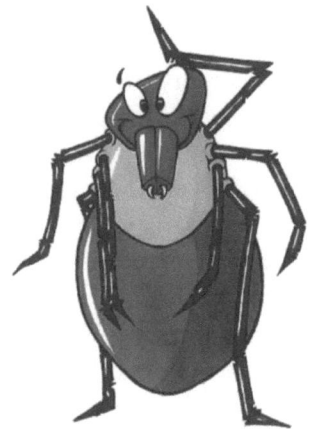

Mitleid könnte man bekommen. Zecken in der öffentlichen Wahrnehmung sind meistens das Abscheulichste vom Abscheulichen. Relativ harmlos scheint aus heutiger Sicht die Bezeichnung „Kassenzecken" zu sein; so bezeichneten vor einigen Jahren User eines Fachärzteportals gesetzlich Versicherte. Auch der türkische Ministerpräsident Erdogan wurde in türkischen Medien als Zecke bezeichnet. In diesem Frühjahr durfte die Menschheit erfahren, dass es außer Subkulturen wie Antifa und Neonazis auch noch eine metaphorische Bedeutung für Zecken gibt. Am Rande des zweiten Relegationsspiels zwischen dem Hamburger Sportverein und Greuther Fürth wurde in einem Polizeibus aus Würzburg auf der Funkgerätekiste ein Aufkleber gefunden: „Kein Sex mit Zecken".

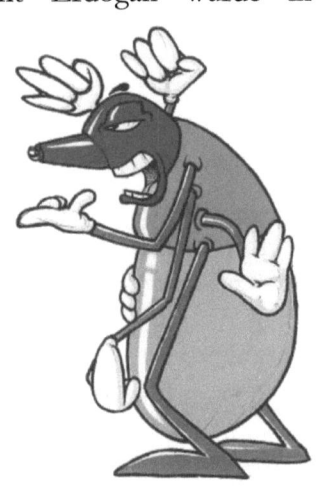

„Zecke" ist schon länger ein fester Begriff in der Nazi-Sprache.

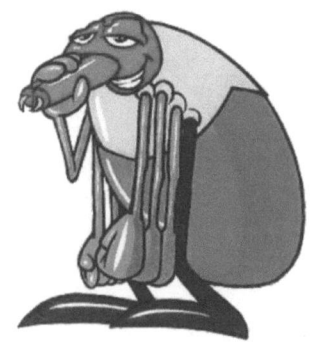

Rechtsradikale bezeichnen Punker als Zecken, vermutlich weil man sie und ihre Hunde als Brutstätten für Ungeziefer hält. Es gibt aber auch Stachelköpfe, die sich selbst stolz den Namen „Zecke" zugelegt haben, um damit ihre Verachtung für bürgerliche Hygienevorstellungen zu demonstrieren. In den 90er Jahren wurden Linke als „Linke Zecken" beschimpft und

Verschiedenes

Andersdenkende generell mit Parolen wie „Zecke verrecke" verunglimpft. Ès bietet sich auch eine Wortverwandschaft zum russischen „Sek" an, Verkürzung von „sakljutschonyj kanaloarmejez" als Schimpfwort für „inhaftierter Kanalsoldat", gemeint waren Zwangsarbeiter, die in den dreißiger Jahren den Weißmeer-Kanal bauen mussten. Hingegen kam der Fußballspieler Andreas Neuendorf zu seinem Spitznamen „Zecke", nachdem ihn eine Zecke gestochen hatte. Jedoch bezeichnen sich die verfeindeten Anhänger der Fußballvereine Schalke 04 und Borussia Dortmund noch heute gegenseitig als Zecken.

Eine eher positiv gemeinte Zecken-Metapher findet sich bislang nur beim jungen Berthold Brecht. In seinem 1920 entstandene Gedicht „Gesang von mir" beschreibt er seine geliebte Gitarre: „…die Gitarre singt viehisch, es ist ein großes Tier, das mir am Leib hängt wie eine Zecke und es schreit wohltönend, wenn ich es würge". Abschließend noch ein anonymer Hinweis aus Facebook: „Kann auch für jemanden verwendet werden, der extrem anhänglich ist."

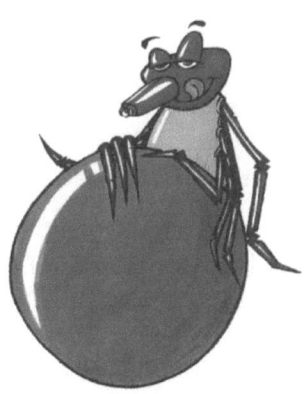

Selbsthilfe

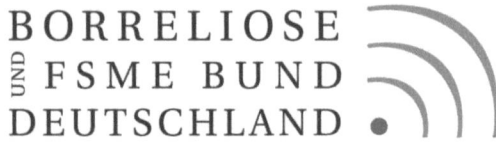
PATIENTENORGANISATION BUNDESVERBAND

Werden Sie Mitglied im Borreliose und FSME Bund Deutschland e.v. Er kämpft

- für generelle Meldepflicht
- zuverlässige Diagnoseverfahren
- standardisierte Labortests
- für Borreliose-Ambulanzen für Gesetzlich Versicherte
- für die Kontrolle der Ärztlichen Selbstverwaltung
- für zuverlässige evidenzbasierte Leitlinien
- für kompetente Anwälte
- für uneigennützige Gutachter
- für aufmerksame Richter

Mitglieder erhalten jährlich zwei Fachzeitschriften über den neusten Stand der Borreliose sowie Rat und Hilfe bei Ansprüchen gegen Leistungsträger und Leistungsverweigerer. Es existiert ein kompetentes Anwälte-Netzwerk. Die Kooperation mit dem VdK ermöglicht Mitgliedern die kostenlose Erstberatung.

Mitgliedsbeiträge und Spenden sind steuerlich absetzbar. Der Verein verfolgt ausschließlich und unmittelbar gemeinnützige Ziele. Er ist Mitglied in den Spitzenverbänden der Deutschen Wohlfahrtspflege, im Paritätischen Wohlfahrtsverband, in der Bundesarbeitsgemeinschaft BAG Selbsthilfe sowie in der Arbeitsgemeinschaft der Selbsthilfegruppen DAG SHG.

Spendenkonto: Hamburger Sparkasse
IBAN: DE53 2005 0550 1275 1233 45
BIC: HASPDEHHXXX

Selbsthilfe

Geschäftsführung
E-Mail: info@borreliose-bund.de

Telefonische Beratung

Tel. 01805-006935

Montag bis Donnerstag von 10.00 bis 12.30 Uhr
Montag + Freitag von 18.00 bis 20.00 Uhr

(0,14 €/Minute aus dem deutschen Festnetz, maximal 0,42 €/Minute aus dem Mobilnetz)

Die Homepage www.borreliose-bund.de enthält Wissenswertes und Aktuelles zum Lesen und Downloaden. Alle Links sind geprüft. Es ist unmöglich, Internetschrott und Falschinformation von Unautorisierten einzubringen. Hier sind die meisten der Borreliose-Selbsthilfegruppen nach Postleitzahlen geordnet zu finden. Hier kann man spenden, Zeitschriften bestellen und einen Mitgliedsantrag ausdrucken.

Selbsthilfegruppen (SHG) und –vereine (SHV), Berater und Kontakter sind ehrenamtliche Initiativen überwiegend von Mitgliedern des BFBD, aber auch nicht im Bund organisierten Einzelkämpfern und assoziierten Beratern. Sie bringen ihr Wissen und ihre Erfahrung aus eigener Betroffenheit, in bester Absicht und nach bestem Wissen ein. Sie ersetzen jedoch keinen Arztbesuch und sind als Privatpersonen nicht rund um die Uhr erreichbar. Feierabend und Wochenende sollten allen Ratsuchenden heilig sein.

Literatur

Bücher von den Autoren

Borreliose – Zeckeninfektion mit Tarnkappe

Von Betroffenen für Betroffene, 6. komplett überarbeitete, erweiterte Auflage, 237 Seiten. Hirzel-Verlag Stuttgart, 2010, ISBN 978-3-7776-1798-5, 19,80 EUR. Im Buchhandel.

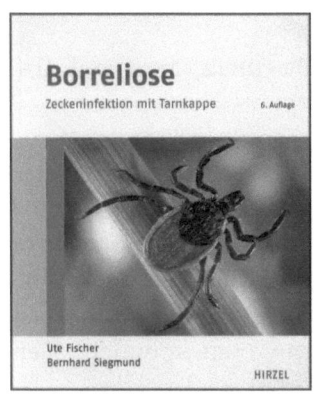

Aus dem Inhalt: Zecken und was man über sie wissen muss, Durch Zecken übertragene Krankheiten, Erste Hilfe und Risiken nach einem Zeckenstich, Symptome und Krankheitsverläufe, Fehl- und Verlegenheitsdiagnosen, Neuroborreliose, Spätborreliose, Borreliose in Schwangerschaft und Kindheit, Die Suche nach dem richtigen Arzt, Therapie und Nebenwirkungen, Gründe für Therapieversagen, Borreliose und Rehabilitation, Rechte und Ansprüche an Leistungsträger, Borreliose-Selbsthilfe. Dieses Buch, das mit Unterstützung von Ärzten entstand, soll Ärzten und Patienten helfen, die Tarnkappe zu lüften. Damit Betroffenen ein langer Leidensweg erspart bleibt.

Borreliose-Jahrbücher 2006, 2007, 2008, 2009,
nur noch antiquarisch.

Borreliose-Jahrbuch 2010

Die verheimlichte Krankheit, Laborwerte verständlich, Labor-Vergleiche, der zehnte Hirnnerv, Borreliose als Pandemie, Heilungsgeschichten, Borreliose und Depression, Borreliose beim Hund u.v.a

184 Seiten, Verlag Books on Demand, Norderstedt
ISBN 978-3-8391-1668-5, 17,90 €, Im Buchhandel

Literatur

Borreliose-Jahrbuch 2011

Spontanheilung? Beweis für chronische Borreliose, Marshall Protocol, Lyme-Cocktail nach Dr. Klinghardt, Ozon-Sauerstoff-Eigenblut? Reha finden, Patientengeschichten, Demenz und Depression u.v.a.

184 Seiten, Verlag Books on Demand, Norderstedt, ISBN 978-3-8423-1908-0, 17,90 €, im Buchhandel

Borreliose-Jahrbuch 2012

Diagnose vom Computer, Antikörper als Krankmacher, Laborwissen, Referenzwerte prüfen, DBG-Tagung in Wuppertal und Konstanz, Kultureller Erregernachweis, Differenzialdiagnosen, Demenz, Teuflische Experimente, Eltern von Borreliose-Kindern, Gutachter-Mafia, Antibiotika für Zuchttiere u.a., nur noch bei den Autoren, 12,90 €.

Borreliose-Jahrbuch 2013

Triggern Streptokokken Borrelien, Borreliose oder Depression, GBS oder Neuroborreliose, Robert Enke, Akupunktur, Stammzellen-Therapie, Spirochäten-Antigen im Gelenkknorpel, auch Richter irren, angreifbare Leitlinien-Autoren, Borrelien unter dem Laien-Mikroskop, Parkinson u.a., nur noch bei den Autoren, 12,90 €.

Borreliose-Jahrbuch 2014

Fibromyalgie, Borreliose homöopathisch heilen, teuflische Diagnosen, Insulin-Potenzierte-Therapie, die Rex-Therapie, Elektrosmog, Alzheimer, Entzündungen aufspüren, Zeckenparadies Borkum, Skandal OLG München u.v.a.

120 Seiten, bebildert, Verlag Books on Demand,
ISBN 978-3-7322-5642-6, 12,90 €
Als E-Book, ISBN 978-3-7322-7705-6, 9,49 €
im Buchhandel und übers Internet

Literatur

Leben mit Borreliose

Aus dem Inhalt: Was das Immunsystem hemmt und stärkt, Ernährung, Der richtige Ausdauer-Sport, Ein Kopf voller Liebe, Wie man Ärzte zum Zuhören bringt, Verzeihen und Versöhnen, Die Macht der Selbstheilungskräfte und Spontanheilung, Borreliose und die Traditionelle Chinesische Medizin, 80 Anwendungen von A bis Z und das Meiste umsonst, Arzneimittelreste ausschwemmen, Strategien zum Glücklichsein, Ein Gebet als Medikament, Entschleunigen, 15 Anleitungen zum Bewältigen eines richtigen „Scheißtags" mit Borreliose.

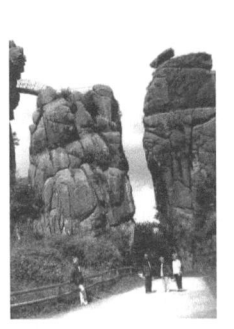

Leben mit Borreliose

124 Seiten, Verlag Books on Demand, Norderstedt, bebildert, ISBN 978-3-8448-1723-2, 12,90 €. Im Buchhandel.

E-Book: ISBN 978-3-8448-3628-8, 9,99 €

Literatur

Literatur vom Borreliose und FSME Bund

je Versand insgesamt zuzüglich 2,50 € Versandkosten
Bestellungen an Borreliose und FSME Bund
Schillerstraße 31
64823 Groß-Umstadt
Tel. 06078-9175094
Fax 06078-9175096
E-Mail: geschaeftsstelle@borreliose-bund.de

Borreliose Wissen BASIS

Neuauflage 2012: Alles über Diagnostik, Labor, Symptome, Therapien, Berufskrankheit u.a., 64 Seiten, 9,50 €

Borreliose Wissen KINDER

Neuauflage 2013: Alles über Borreliose bei Kindern und Jugendlichen, Schwangeren, in der Stillzeit, Kinder- und Elterngeschichten. Gefördert von der Barmer GEK, freiwillige Spende erwünscht.

Borreliose Wissen Nr. 19

Chronische Borreliose, 52 Seiten, 8,50 €

Borreliose Wissen Nr. 21

Borreliose und die Psyche,, 52 Seiten, 7,50 €

Borreliose Wissen Nr. 22

Alternativen, Strohhalme, Experimente 56 Seiten, 7,50 €

Borreliose Wissen 23

Fehldiagnosen, Differenzialdiagnosen, 56 Seiten, 7,50 €

Borreliose Wissen 24

Schmerz, Borreliose beim Hund, 40 Seiten, 7,50 €

Borreliose Wissen 25

Gender – Borreliose bei Mann und Frau, 52 Seiten, 7,50 €

Literatur

Borreliose Wissen 26

Die Depressionsfalle, 60 Seiten, 7,50 €

Borreliose Wissen 27

Lyme-Borreliose der Haut, 56 Seiten, 7,50 €

Borreliose Wissen 28

Schlaf + Ehrlichiose, 48 Seiten, 7,50 €,

Borreliose Wissen 29

Neuroborreliose, 48 Seiten, 7,50 €

Borreliose Wissen 30

Herz, 68 Seiten, 9,50 €

Planung 2015
April: Der Darm

Mitglieder des BFBD erhalten die jährlich erscheinenden beiden Exemplare im Rahmen ihres Mitgliedsbeitrags kostenlos zugeschickt.

Zu guter Letzt...

Es gab zwar gesundheitspolitisch keine Reaktionen von unseren Politikern, dafür publizierten aber engagierte Ärzte über Zusammenhänge, die wir schon lange ahnten. Dass eine Hirngefäßentzündung bei Neuroborreliose erst einmal aussehen kann wie ein Schlaganfall. Prof. Dr. Tobia Back, Chefarzt im Sächsischen Krankenhaus Arnsdorf bei Dresden berichtete bei der Deutschen Borreliose-Gesellschaft, dass „Neuroborrelioseassoziierte Vaskulitiden häufiger seien als bisher vermutet. Entscheidend sei, dass diese Diagnose nur durch eine Lumbalpunktion gesichert werden könne; die ist aber keine Routine-Diagnostik bei einem angenommenen Schlaganfall.

Erstmals ließen sich Ärzte gegenüber dem Borreliose und FSME Bund ausführlich zum Thema Herzbeteiligungen bei Borreliose aus. Anlass war ein eher verharmlosender Bericht aus der Charité, dass Herzbeteiligungen bei Borreliose wohl sehr selten seien. „Mehr als 50 Prozent haben Herzbeschwerden", konterte Dr. Tom Laser, Bad Griesbach, in Borreliose Wissen Nr. 30; 30 Prozent meinte Dr. Petra Hopf-Seidel, 70 Prozent die Berliner Ärztin Elke Unmüssig. Und Hans-Peter Gabel aus Wolfenbüttel berichtete, dass vermutlich alle Borreliosepatienten mehr oder weniger mit Herzrhythmusstörungen, auch einen Pericarderguss hätten.

Erstmals wurde von einem jungen Wissenschaftler, Dr. Torsten Heinz, Mainz, mit einem Maustest nachgewiesen, dass eine länger andauernde Neuroborreliose nachweisbare neuronale Schäden hinterlässt. Man fand in den Gehirnschnitten von neun der zehn mit OspC behandelten Mäuse deutliche Nervenschädigungen und eine Aktivierung der Mikrogliazellen; das ist eine Art Erste-Hilfesystem des Immunsystems, wenn eine Verletzung im Gehirn vorliegt. Die Folgen sind abnehmende Fähigkeiten der Wahrnehmung, der Aufmerksamkeit, Erinnerung und des Lernens, Probleme lösen zu können, Kreativität, das Planen und Orientieren, der Wille, der Glaube und das mangelhafte Emp-

Zu guter Letzt

finden von Emotionen. Wie sich das anfühlt, hätten wir ihm vorher sagen können.

Neue Hoffnung liegt nun auf der Nationalen Kohorte. Auf der Suche nach den Ursachen für die großen Volkskrankheiten werden 200.000 Menschen im Alter von 20 bis 69 Jahren aus ganz Deutschland medizinisch untersucht. Nach fünf Jahren werden alle Teilnehmer erneut zu einer Untersuchung und zweiten Befragung in die Studienzentren eingeladen. Im Laufe der Nachbeobachtung über 10 bis 20 Jahre werden bei einigen Teilnehmern naturgemäß bestimmte Erkrankungen auftreten, die dann mit den erhobenen Daten in Verbindung gebracht werden können. Ob die Menschen auch auf Borreliose untersucht und begleitet werden? Wir sind überzeugt, dass dies ein wichtiges Mosaiksteinchen für die Akzeptanz der Borreliose ist, auch wenn wenigsten zehn Jahre ins Land gehen werden, bis sich etwas Konkretes sagen lässt. Aber besser dann als nie.

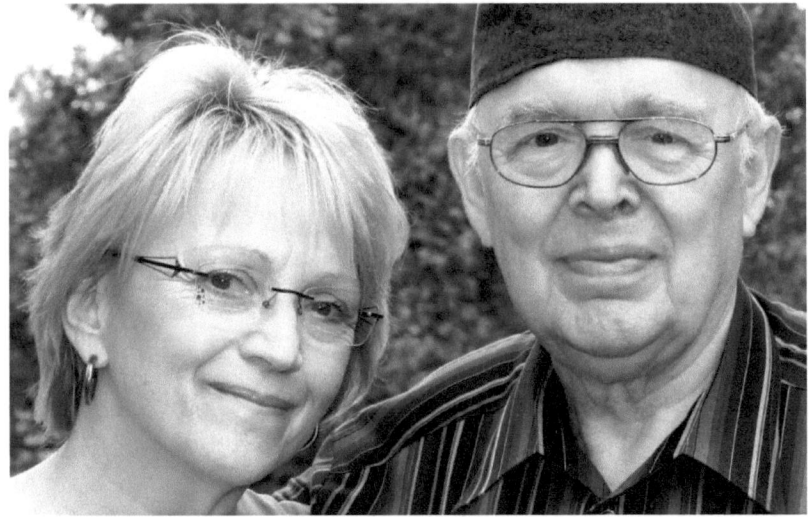

Die Hoffnung stirbt zu Letzt. Wir halten die Augen offen und legen die Finger in die Wunde. Und wir sammeln weiter für das Jahrbuch 2016. Auch Sie sind dazu eingeladen.

Ute Fischer + Bernhard Siegmund